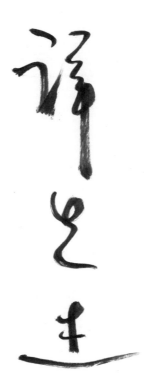

刀筆之力

醫文之功

同發於腕

順成於心

書贈先生教授以共勉

二〇一九年一月十七日 景和月笙

景和月笙

10天，
让你避开
宫颈癌

Cervical Cancer

北京协和医院
妇产科主任医师 博士研究生导师

谭先杰　著

中国妇女出版社

图书在版编目（CIP）数据

10天，让你避开宫颈癌 ／ 谭先杰著．－－北京：中国妇女出版社，2019.3
ISBN 978-7-5127-1708-4

Ⅰ.①1… Ⅱ.①谭… Ⅲ.①子宫颈疾病－癌－防治 Ⅳ.①R737.33

中国版本图书馆CIP数据核字（2019）第040598号

10天，让你避开宫颈癌

作　　者：谭先杰 著
责任编辑：王海峰
责任印制：王卫东
出版发行：中国妇女出版社
地　　址：北京市东城区史家胡同甲24号　　邮政编码：100010
电　　话：(010)65133160（发行部）　　65133161(邮购)
网　　址：www.womenbooks.cn
法律顾问：北京市道可特律师事务所
经　　销：各地新华书店
印　　刷：三河市祥达印刷包装有限公司
开　　本：150×215　1/16
印　　张：14.75
字　　数：150千字
版　　次：2019年3月第1版
印　　次：2019年3月第1次
书　　号：ISBN 978-7-5127-1708-4
定　　价：39.80元

人物介绍

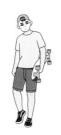 **大勇**：男，体育特招生，生理知识几乎没有，总是打岔或者理解错误。

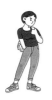 **小艾**：女，医学院学生，能解答一些简单的问题，常会提出比较专业的问题。

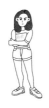 **文静**：女，历史系学生，话比较少，但有时也会刨根问底。

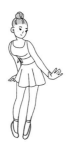 **菲菲**：女，艺术学院学生，活泼好问，关心且担心会得宫颈癌。

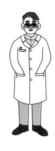

阿谭医生：妇科肿瘤医生，教授，博士研究生导师，女性健康科普畅销图书《子宫情事》作者，科普网红，人民健康传播大使。追求手术的冷静，喜欢文字的温度。曾在法国巴黎大学做博士后，在美国斯坦福大学医学院进修。好为人师，亦庄亦谐，善于在科普讨论中用通俗段子串起深奥的医学知识，人称"段子手医生"。附录中有他的三篇爆款网文《一台手术背后的故事》《一个医生吞下尖硬枣核之后……》和《飞机上，有人捂住了女子的嘴》，可提前翻阅本书186页之后的内容。

引子 ‖ preface

一

窗外的景色很好，天气也不错。但敲着敲着，他就把电脑推在了一边。

他写不下去了，准备离开旅馆去山里透透气。

几年之间，他从全国顶级三甲医院的妇科肿瘤医生变成了一个科普网红。他带着他写的一套科普图书，到各地宣讲女性健康知识，几乎走遍了整个中国。

但有一个地方，他还没有去过，那就是西藏。

暑假，趁儿子和太太报团外出旅行之际，他请了年假，准备沿川藏线自驾，从成都出发去拉萨，然后在那里讲一堂科普课，这样全国的巡讲就算打卡完毕。

其实，他独自自驾川藏线还有另外一个原因。

年初他就答应给出版社写一本宫颈癌防治的科普图书，没想到写起来遇到了这几年从来没有遇到过的困难。

他想借这趟川藏之行寻找点灵感。

二

离开成都前，他去四川大学找了中学时的老同学，不仅为叙旧，更是希望老同学能给他提供沿途的通信保障。他同学很牛，正在申请中国科学院院士。她开发了一个军用终端，在任何极端情况下都可以和外界进行通讯。

他租了一辆4.2L排量的柴油版越野车，从人民南路的华西坝出发，一路向西。

车过了二郎山后，他找到这家小旅馆，准备停下来待几天。

电脑里材料很多，但他似乎没有办法串联起来。

他准备开车出去兜一圈，反正天色还早。

三

车开出没多久，他就被几个站在路中间的人挥手拦住了。路旁停着一辆车，一行四个人，三女一男。他们说他们是四川大学的学生，也是自驾去拉萨，边走边玩儿。他们把车停在路边，玩了一天之后，回来发现车发动不了了。

他们拦了几次车，都没有车停下来。他们叫了救援，但对方告知最快明天中午才能过来。

听完他们的遭遇，他从后备厢取出电缆线，一头搭在自己车的电瓶上，另一头搭在抛锚车的电瓶上，没过多久，车就发动了。

这几个学生哪里知道他是一个酷爱自驾的人。呼伦贝尔、青海、九寨沟、美国东西海岸，他都自驾旅游过。

Ⅲ

几个大学生连声说"谢谢"。这时，一个女生突然问他是不是那个吃了枣核后自己从大便中找了出来的医生（见附录文章），还有一个问他是不是前段时间在飞机上捂住了一个女人的嘴？

他没想到，在这么偏远的地方，还能遇到粉丝，心里一阵高兴。

不料几个女生说，是她们的妈妈粉他，他公众号的文章都是妈妈们转给她们的。他有点儿失落，但很快释然。

说话间，天已经黑了，他建议这几个大学生到他住的旅馆投宿——其实周围也就这一家旅馆。

这是川西大山中罕见的平地，四面都是大山，但离旅馆都有一段距离。他来自川东山区，知道这个旅馆的地势比较安全。

五

到旅馆安顿好，几个大学生开始泡方便面。他从后备厢拿出两桶朋友送的原浆啤酒，和他们一起就着旅店老板准备的盆煮花生，在小院的坝子里聊了起来。

开车的男孩叫大勇，体育健将，喜欢听人讲故事；白白净净的女孩叫文静，名如其人，不太爱说话；胖点儿的女孩叫小艾，华西医学中心医学院学生；还有一个女孩叫菲菲，走路就像跳舞，叽叽喳喳，活泼可爱。

满天繁星，银河就在他们头顶，清清楚楚。他们聊得很嗨，但很多时候大家都是自己低头玩手机，偶尔还扑哧一笑。

微信是这个时代特有的沟通方式，即使是面对面，有时也是用微信聊天。

这里是川西偏远山区，但是网络信号却是满格。

六

果然是"山区的天，娃娃的脸"，酒还没有喝尽兴，忽然狂风大作、电闪雷鸣，伴着巨大的回声，下雨了。

老板说："今年这里都一个多月没有下雨了，有些反常。"

雨越下越大，他们都有些害怕。整整一宿，雨都没有停。

黎明时分，巨大的轰鸣声把他们惊醒了。

大地在震动，似乎地震了！他惊慌地跑出屋子。

还好，几分钟之后就平静了下来，雨逐渐停了。

七

天一亮，他们就离开了旅馆，两辆车一前一后，向西开去。

前一天的抛锚和黎明前的轰鸣声，让他和四个大学生都感觉还是结伴而行更好。

然而，车没有开出几公里，他们就被眼前的场面惊呆了。

几十米外，几乎半面山被削了下来，将前往西藏方向的路拦腰截断。

看来拉萨一时半会儿是去不成了，那就回成都吧。他们掉转车头，往成都方向开去。

但很快，他们再次被眼前的场面惊呆了。

同样是半面山被削掉了一半，回成都的路也被堵住了。与此同时，山顶的信号发射塔，晃晃悠悠地倒着个儿翻了下来。

他们知道，他们被困住了！

更糟糕的是，手机信号也没有了！

八

几个大学生急得像热锅上的蚂蚁，因为无论怎样折腾，手机仍然没有信号。

他们垂头丧气地回到旅馆，让老板准备早饭。

回房间后，他从行李箱里取出老同学给他的军用终端设备。这个家伙看起来有些笨重，他按照同学给的说明书鼓捣了几下，居然搜到了网络信号。

上网后他才知道，昨晚的大雨导致川藏线多处塌方，全部恢复通车估计要半个月。政府反复告诫被困住的人留在原处，等待道路修通，千万不要试图徒步离开，否则非常危险！

九

接下来的十几天，能干什么呢？他倒是没什么，可以继续写他的书。

可是那几个大学生呢，他们能干什么呢？

他当然愿意把网络分享给他们，让他们打发时间。

是的，对现在的人来说，没有网络与被关进监狱差不多。

十

　　他本来准备出去和他们说分享网络的事儿，但突然间他有了一个小心思，他想和他们做一笔"交易"！

　　有一次，他在国贸大厦口干舌燥地讲了两小时的女性健康科普，效果不错。但讲完课路过一个办公室的时候，陪他的单位领导随口问一个年轻的女孩为什么不去听课。小姑娘傲气地回答："我身体很好，没有病，我不用去听课！"

　　他哑然失笑，但他知道，医学知识比较枯燥，远远不如八卦故事夺人眼球。

十一

　　他想，不如趁这十几天给这几个大学生讲讲宫颈癌防治知识。他们这个年龄，其实最需要普及。但是，他们多半和国贸大厦那个小姑娘一样，未必愿意听。于是他决定在分享给他们网络的同时，增加一个附带的条件。

　　条件并不苛刻：每天上午和下午微信群聊一节课，主题是防治宫颈癌。然后，他们就能从他的军用终端上分享流量，自由上网了。

　　他想，让这几个学生以听众形式参与互动，也许能让自己的这本书看起来活泼很多。

十二

他把几个学生召集到院坝里，宣布了他有军用终端设备的秘密，并把刚才在心里拟定的"君子协议"和他们说了。

一致通过，一张反对票都没有。

他们要求立即开始履行协议，并且马上建了一个微信群。

于是，聊天就开始了。

（引子纯属虚构，仅为引出科普场景）

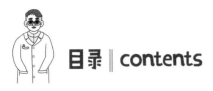

目录 ‖ contents

Day 1

第一天
宫颈癌离你
有多远

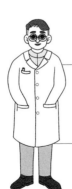

宫颈癌是发生在女性子宫颈上的癌症。它是发展中国家位列第一的妇科恶性肿瘤，被称为威胁女性健康和生命的"冷血杀手"！

上午 **宫颈癌，离我们有多远**

菲菲

阿谭医生，您说要给我们讲宫颈癌，它到底是种什么病啊？

阿谭医生

宫颈癌是发生在女性子宫颈上的癌症。它是发展中国家位列第一的妇科恶性肿瘤，被称为威胁女性健康和生命的"冷血杀手"！

大勇

"冷血杀手"？太夸张了吧。

阿谭医生

因为宫颈癌的传播途径和地球人都闻之色变的

艾滋病有些类似，主要途径也是性行为。如果说，艾滋病是由"性爱"滋生的病，那么可以说，宫颈癌则是由"性爱"滋生的癌。你说说，在男欢女爱、热情似火的场面中，突然出现这样一个画面，是不是有种煞风景、泼冷水的感觉？！

嗯，这个"杀手"还真是有点儿冷！

大勇

还有更冷的地方！宫颈癌在早期多半是没有症状的，悄无声息，或者即使有症状，也容易被忽视。它不像感冒、肠炎、肺炎等疾病，会让你咳嗽、流鼻涕、拉肚子、喘不过气来，很多时候是在不知不觉中它就逼近了你。

阿谭医生

好可怕！

菲菲

老师，那它的发病率高吗？

小艾

阿谭医生

既然是排在第一第二位的妇科恶性肿瘤，发病情况真的不容乐观。先给你一组数字：根据2012年世界卫生组织的报告，全球每年有52.5万的新发病例和27.5万的死亡病例，中国每年的新发病例和死亡病例都占全世界的1/5。

大勇

老师，我的数学成绩不好，超过一万的数字我反应不过来……

阿谭医生

好的，我也喜欢用另外一种方式来表达。看看这张图。我想表达的是，每30~35个女性中，就有1个会在她一生中的某个时期不幸遭遇宫颈癌。

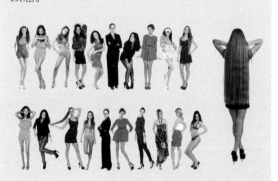

文静

我明白了，就像我们选班干部一样，30~35个人中选一个。

阿谭医生

性质不一样，一个是"幸运号码"，一个是"不幸号码"。其实，我讲课的时候还有一种更触目惊心的表达方式，如果图片不做处理，会因为儿童不宜的原因无法发布。

大勇

儿童不宜?！太好了，我昨天满18岁了，你大胆讲好了!

阿谭医生

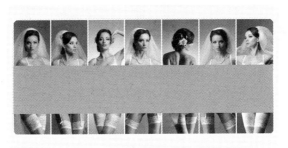
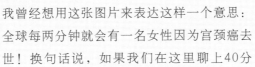

我曾经想用这张图片来表达这样一个意思：全球每两分钟就会有一名女性因为宫颈癌去世！换句话说，如果我们在这里聊上40分

钟，全球就会有20个女性因为宫颈癌而永远离开！

菲菲

惊恐……

文静

这张图很美啊！这么可怕的事儿，为什么要用这种图呢？

阿谭医生

你看过苏联电影《这里的黎明静悄悄》吗？其中有一段镜头是5个女兵洗澡，镜头长达30多秒，十分震撼。但是，这5个女兵在搜捕空降下来的德寇的过程中，一个个牺牲了！原著作者瓦西里耶夫是这样说的："之所以写这段是想让读者知道，女人的身体非常美丽，但在残酷的战争中，女人的身体也非常脆弱。"

大勇

这样啊……

阿谭医生

我想表达的也是类似的意思。女性很美丽，疾病很残酷。留住美、维护美是多么重要。这也是我想利用这10天时间和你们谈谈如何避开宫颈癌的原因。

菲菲

可是，我们真的能够避开宫颈癌吗？

阿谭医生

当然！目前认为，宫颈癌是一种可以治愈、可以预防的肿瘤。

上午先聊到这里，下午继续！中午可以读一读贴在后面的文章。

附：子宫颈自述：我地盘上的那些事

我的地盘位于子宫和阴道之间，全名叫作"子宫颈"，为了亲切些，叫"宫颈"也行。尽管我属于女性内生殖器官，但妇科医生在检查时是可以看到和摸到的，这就给宫颈癌的早期发现带来了机会。

可以这么说，成年女性只要每1～2年进行一次宫颈防癌筛查，要在我的地盘上发现晚期宫颈癌还真不容易，在西方发达国家，晚期宫颈癌已越来越少了。

我的地盘是"兵家"（人乳头瘤病毒和其他微生物）必争之地，尤其是所谓的宫颈管的柱状上皮和扁平鳞状上皮交界的地方（称移行带）。

先谈谈宫颈炎症吧，它可由各种物理、化学或者微生物等因素引起。

宫颈充血、水肿、脓性分泌物（如感染淋病后）是急性宫颈炎的表现；糜烂、纳氏囊肿、息肉是慢性炎症的表现。急性炎症一般需要治疗，大的宫颈息肉如果引起不规则出血，通常需要摘除；但对于宫颈纳氏囊肿，如果没有白带增多的症状，不治也罢，只是不好看而已，再说了，除了医生，谁看得见呢？

其次说说宫颈糜烂。有的女性一听"糜烂"二字，脸都红到脖子根儿了，感觉比窦娥还冤！其实，它是一个常见的现象，已婚女性多有不同程度的宫颈糜烂，与生活作风基本没有关联。目前认为，宫颈糜烂是一种正常生理现象，是女性宫颈组织在性激素作用下的一种反应。甚至有人说，"宫颈糜烂"就像花开花谢一样，不"糜烂"反而不正常、不年轻了。

尽管如此，如果宫颈糜烂引起同房后出血、白带多或者不孕，还是应该治疗的。而且，虽然现在已经不再认为糜烂会发展成癌，但宫颈糜烂与宫颈癌前病变在肉眼上很难区别。所以，对糜烂进行治疗（激光、微波、冷冻）前都应该做防癌检查。

接着说说宫颈癌前病变，正式的名称是宫颈上皮内瘤变（CIN）。它是由特殊的病毒（人乳头瘤病毒，HPV）引起的，癌前病变的诊断过程已有定式，称为"细胞学—阴道镜—组织学"三阶梯。一般通过薄层液基细胞学（TCT）或者人乳头瘤病毒检测做初步筛查，异常者再行阴道镜检查，并取活体组织进行显微镜检查（活检）。

宫颈上皮内瘤变（CIN）分为1级、2级和3级，CIN3是癌前病变的最高级别，尽管离癌仅一步之遥，但仍不是癌！

最后说说宫颈癌。它是人乳头瘤病毒高负荷、持续感染的结果，是由未治疗的癌前病变发展而成。宫颈癌的分期非常细，大体说来，分为Ⅰ期、Ⅱ期、Ⅲ期、Ⅳ期，各期又分为A和B两个亚类。

虽然这是我的地盘，但我却做不了主。能做主的是你——定期防癌检查，早期发现病变，及时恰当治疗！这样，才能避免宫颈癌的发生。

下午　宫颈癌，它来自何方

菲菲

阿谭医生，我的生物学得特别差，宫颈癌是长在哪里的癌啊？

阿谭医生

你不用自责，因为很多人都和你一样，可能知道很多别人的八卦，但对自己的身体却知之甚少。要知道宫颈癌在哪里，就要知道宫颈在哪里；要知道宫颈在哪里，就要知道什么是子宫。

大勇

老师，我知道子宫是生孩子的器官。可是我不明白，它为什么叫子宫？故宫我倒是去过。

小艾

你别贫了，好好听阿谭医生说。

子宫，顾名思义，就是子嗣后代居住的宫殿，是我们每个人出生之前都曾经在母体内停留过的地方。所以，你理解成故宫也不错，名人都有故居嘛，是不是?

阿谭医生

大勇

厉害了，那我也是住过宫殿的了。

大自然是公平的。都说"生而平等"，但其实从出生的那一刻开始，人们的居住环境就不再平等了。生长在帝王将相之家和生长于黎民百姓之家，住的肯定不一样。有人阔居别墅，有人蜗居斗室。但是出生之前，从居住环境而言，的确是人人平等的——都是一居室，都没有窗户，都很私密，都很温馨……

阿谭医生

菲菲

老师，您就别抒情了! 快告诉我们子宫在哪儿? 有多大?

阿谭医生

这大概是我写《子宫情事》的时候留下的"病根"。子宫位于女性下腹部，一个称为盆腔的地方，四周有坚硬的骨盆保护它。

子宫有多大？我们通常倾向于用体表看得见的器官来类比体内器官。心脏的大小和拳头大小 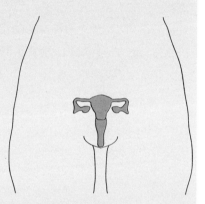 差不多。你看中世纪的欧洲骑士，为了表达忠心和敬意，会将拳头扣在左胸，而右手扣得最顺手的地方，就是心脏的位置。不信你试试！

菲菲

子宫也和拳头一样大？

没有。子宫比心脏要小一些，比拳头要小上好几圈。如果和拳头一般大，那多半是长了瘤子了。

阿谭医生

文静

原来如此！子宫到底什么样呢？

阿谭医生

教科书上说，子宫像一个倒置的鸭梨，但鸭梨有些人没有见过，所以我更愿意把子宫的形状比喻成一个灯泡，就是爱迪生发明的那种传统的白炽灯。

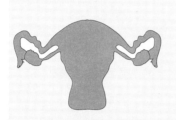

玻璃灯罩部分相当于子宫体，当然，它是一个由肌肉组织组成的腔体，我们可以叫它子宫腔，这就是我们刚才说的那间"房子"。具体我就不多讲了。

大勇

哈哈！她们的"大姨妈"就住那儿吧！

阿谭医生

是的！"房子"的内表面有一层膜，叫子宫内膜。当男性的精子和女性的卵子相遇形成受精卵后，就会到子宫内膜安家，子宫内膜相当于培育种子的土壤。但是，如果没有受精卵前来安家，子宫内膜就会剥脱——从而形成女性每月要遭遇一次的特殊经历——月经！

菲菲

哎呀，哪有人叫"月经"呀，我们都叫例假、老朋友、小伙伴、倒霉、好事儿、来事儿啥的。

阿谭医生

你怎么称呼它都可以，反正它也不会回应你。下面来看看这个"灯泡"的下半部分，也就是相当于灯泡的螺口的部分，这就是子宫颈。"灯泡"底部与"插座"接触的部分，称为子宫颈阴道部。在人体中，这部分子宫颈暴露在阴道内，是容易发生病变的地方。

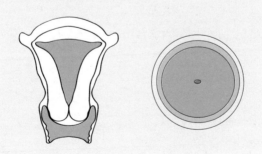

文静

这就是宫颈啊，看起来好小呀？

阿谭医生

宫颈的直径大约3～5厘米，我在《子宫情事》中称它为方寸之地。不同人的宫颈大小不太一样，有的很小，有的较大。以前医生常常会有宫颈肥大的诊断，现在已经不再这么提了。

文静

这么小的地方，能发生什么事情呢？

阿谭医生

宫颈虽然不大，却是子宫的大门，是"兵家"（疾病）必争之地，这里可以发生许许多多的大事小情。小到宫颈息肉、宫颈炎症、宫颈纳囊以及上午我们提过的已经不被当作病的"宫颈糜烂"，大到让人谈之色变的——宫颈癌！今天到此为止。关于宫颈糜烂我一会儿再贴一篇文章，你们看看就明白了。明天正式开聊宫颈癌！

附：宫颈糜烂的"自我辩护"

人们称我为"宫颈糜烂"，我很不自然。因为"糜烂"二字总让人产生作风不正之类的联想。实际上，宫颈糜烂与性生活之间的关系说不清道不明，且糜烂的严重程度与是否有多个性伴侣也没有直接联系。换句话说，有一个性伴侣就可以导致宫颈严重糜烂，而有时多个性伴侣却未必导致宫颈糜烂。

以前我是过街老鼠，人人喊打。几乎全世界的人都认为宫颈糜烂是宫颈炎症这一"黑恶家族"中的骨干成员，其他成员还包括急性宫颈炎（宫颈充血水肿、白带多、异味等）、慢性宫颈炎（白带多、异味）、宫颈纳氏囊肿、宫颈息肉等。甚至还有人认为，如果不对宫颈糜烂进行治疗，就会发展成为宫颈癌。

目前，我的日子稍微好过一些。新的观点认为，宫颈糜烂并非真正的疾病，而可能是宫颈的生理改变。有的专家甚至建议废弃"宫颈糜烂"这一疾病名称。但是，不用说患者，很多医生目前也不能接受这一观点。

对于宫颈糜烂会发展为宫颈癌的观点，目前也进行了修正。实际上，引起宫颈糜烂的原因有多种，比如病毒、细菌、激素、物理或化学等因素，而宫颈癌则是感染了人乳头瘤病毒（HPV）的结果。

拿我"宫颈糜烂"来炒作是不对的,但仍要重视我。因为,宫颈糜烂与宫颈癌前病变或者与宫颈癌在肉眼检查上很难区分。通常认为宫颈糜烂不需要治疗,但如果这种不称为病的宫颈糜烂引起了令人难受或难堪的症状,例如白带多、白带带血、性交后出血、反复阴道炎症、不孕等,还是要治疗的。

目前宫颈糜烂的治疗方法主要包括药物和物理治疗(冷冻、电凝、激光、微波等)。对于轻度的宫颈糜烂,药物治疗有一定效果;对于中度到重度的宫颈糜烂样外观,通常需要物理治疗。再次强调,治疗前需要做宫颈防癌检查。

至于那些名字动听、价格数千甚至上万的治疗宫颈糜烂的"高科技",除非您十分有钱,缓缓也罢!

Day 2

第二天
宫颈癌是可防可治的

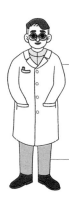

　　宫颈癌比较特殊，目前认为它是一种可以治愈的肿瘤。原因就在于，在发展成为癌之前，宫颈癌有一个较长时间的癌前病变过程，短的3～5年，长的8～10年。

宫颈癌，可以治愈吗

文静

阿谭医生，你昨天讲宫颈癌是可以治愈的。不是说癌症都是不治之症吗?

阿谭医生

宫颈癌比较特殊，目前认为它是一种可以治愈的肿瘤。原因就在于，在发展成为癌之前，宫颈癌有一个较长时间的癌前病变过程，短的3～5年，长的8～10年。这种癌前病变称为宫颈上皮内瘤变（CIN），分为CIN1、CIN2和CIN3三个级别。目前倾向于将CIN1称为低级别病变，将CIN2和CIN3统称为高级别病变。

小艾

老师，您说慢点儿，我有点儿晕。CIN1、CIN2、CIN3我上课时也听说过，但是具体是什么呀？

阿谭医生

很多患者也问这个问题。我一般这样解释：如果将宫颈上皮的全层看作一面墙，我们可以画出三条线将这面墙从基底层到墙表面均分为三等份。通常而言，异常细胞是从"地板"（基

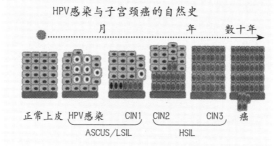

HPV感染与子宫颈癌的自然史

正常上皮　HPV感染　CIN1　CIN2　CIN3　癌

ASCUS/LSIL　　　　HSIL

底膜）向墙表面的方向发展的。如果异常细胞所占的地盘没有超过墙厚度的1/3，病变就称为CIN1；如果超过1/3但没有超过2/3，就称为CIN2；如果超过了2/3，就称为CIN3。

小艾

啊，我基本明白了，谢谢老师。

文静

可是，阿谭医生，我记得一个表姐的病理报告上还写了原位癌（CIS），这是什么意思，比CIN3还厉害吗？

这是比较专业的问题，还是拿墙比喻一下。如果异常细胞超过了墙厚度的2/3，哪怕只是超过一点点，也称为CIN3。原位癌则是指异常细胞不仅超过了2/3，而且占据了宫颈全层。也就是说，整个墙面都是异常细胞。可以说，原位癌是一种特殊形式的CIN3，是CIN3的"最高配置"，但还不是真正的癌。

阿谭医生

小艾

那它和真正的癌有什么区别呢？

关键在于是否突破了基底膜，还是拿墙比喻，这面墙的"地板"（基底膜）非常重要，即使异常细胞占据了整个墙面，也只是在自己家里蹦跶，还属于"孺子可教"。但是如果异常细胞突破了"地板"（基底膜），就不好了。所以，这个阶段的异常细胞就属于"孺子不可教"了，病变就称为癌了。这时，癌细胞脱离了管教，破罐子破摔，不仅能进入下一层楼

阿谭医生

（肿瘤扩散），还可以到另外一栋楼里（肿瘤转移），这就是区别。

大勇

哎呀，又是房间，又是罐子的，我都听糊涂啦！

小艾

阿谭医生的意思就是要早发现、早控制，要是能在宫颈癌的癌前病变阶段就发现它，宫颈癌就发展不起来了。

阿谭医生

非常正确！癌前病变的阶段持续时间比较长，这就给了医生和患者足够的时间去发现它、处理它。所以，宫颈癌在某种程度上是一种慢性病，只要很好地对它进行筛查，并及时地处理癌前病变，就能够将它扼杀在摇篮里。这也就是国家对宫颈癌和乳腺癌进行"两癌"筛查的原因。遗憾的是，在很多地方，女性对筛查的态度并不积极。

小艾

是的，我曾经做过地方筛查的志愿者，当地妇女都不太愿意做，还要靠发放小礼品来吸引她们！

阿谭医生

这种情况以前比较多，但随着宫颈癌防治宣传的深入，情况已经有所改变，宫颈癌的筛查观念已经深入人心。如果能将宫颈癌阻止在癌前病变的阶段，世界上每两分钟有一个女性死于宫颈癌的悲剧就不会发生了。

文静

我懂了，我等会儿就给老家的亲戚发微信，让她们一定去做筛查。

菲菲

我也要告诉家里人。

阿谭医生

很好。宫颈癌的筛查和癌前病变的处理，属于宫颈癌的二级防控措施，后面我们会详细谈。其实，宫颈癌还是一种可以预防的肿瘤。上午就聊到这里，大家中午可以查查文献，看看为什么说它可以预防。

下午　宫颈癌，可以预防吗

菲菲

阿谭医生，我已经通知家里人去做筛查啦，这样就可以预防宫颈癌吗？为什么呀？

因为宫颈癌的病因已经明确，它是由高危型的人乳头瘤病毒(HPV)持续感染引起的疾病。

阿谭医生

大勇

人乳头瘤病毒？是不是让人脸上长瘊子的那个病毒？

小艾

外阴尖锐湿疣，也是这种病毒引起的，对吗？

阿谭医生

既对，也不对。引起宫颈癌的HPV和引起瘊子、尖锐湿疣的HPV的确属于同一个大家族，但分属于两大阵营。HPV家族有200多个成员，大体而言可以分为两大类：一类是引起瘊子和外阴尖锐湿疣的病毒，属于低危型HPV，这类病毒较多，占大多数；另一类是引起宫颈癌的病毒，称为高危型HPV，种类不是很多。实际上，所谓高危低危之分，就是根据能否引起宫颈癌来定的。

小艾

高危型HPV都有哪些呢？我一直记不住……坊间传说您有一套特殊记忆方法。

阿谭医生

是的，虽然HPV有200多种亚型，但目前世界卫生组织（WHO）确认的高危型HPV只有14种，分别是：16，18，31，33，35，39，45，51，52，56，58，59，66，68。我们最好能够记住。

人乳头瘤病毒有200＋种亚型。世界卫生组织确认的与宫颈有关的高危型有14种：
·16，18
·31，33，35，39
·45
·51，52，56，58，59
·66，68

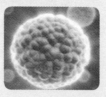

大勇

弱弱地问一句，记住这些病毒有什么用？

菲菲

是呀，到时候翻手机不就行了？连大姨妈的日子我都是翻手机。

阿谭医生

记住还是有好处的，可以显摆，比如我在讲课的时候，比如现在，比如门诊病人问到我的时候。当然，这不是重点。重点是记住这14种病毒，我们才会轻松地知道当前很热门的2价、4价和9价HPV疫苗到底是什么，分别针对的是哪几种类型的病毒。

文静

还真是，您就快告诉我们怎么记住吧！

阿谭医生

大家下午比较容易困，我们一起做个醒脑游戏，用两分钟的时间来记住这14种病毒。记忆需要联想，联想可以很阳春白雪，也可以很下里巴人，甚至比较龌龊。但没关系，只要能让我们记住就行。

大勇

比较龌龊……这个我倒是想见识一下，哈哈哈哈。

我们再来看看这张图片。

阿谭医生

人乳头瘤病毒有200＋种亚型。世界卫生组织确认的与宫颈有关的高危型有14种：
· 16，18
· 31，33，35，39
· 45
· 51，52，56，58，59
· 66，68

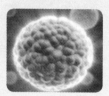

个位数这一段没有高危型HPV，从10～20这一段，也就是外国人叫teenager的这一段，有且只有两个，16和18，要顺溜、要发财，听起来都是很不错的数字。但是对于女性而言，这是两个不太美妙的数字。因为，超过70%的宫颈癌都是由于感染了HPV16和HPV18这两种病毒所导致的。

换句话说，HPV16和HPV18对宫颈癌的"贡献"超过了70%！

所以，我们必须记住，就相当于1+1=2一样，不需要道理。

超过70%的宫颈癌都是由HPV16和HPV18的感染引起的

基因类型	%	子宫癌的分布
16	57%	★★★★★★★★★★★★★★★★★★ ★★★★★★★★★★★★★★★★★★ ★★★★★★★★★★★★★★★★★★
18	16%	★★★★★★★★★★★★★★★★
45	7%	★★★★★★★
31	4%	★★★
33	3%	★★★
35 39 51 52 56 58 59 66 68	<13%	★★★★★★★★★★★★★

菲菲

这两个我记住了，然后呢？

阿谭医生

这两种病毒正是目前2价HPV疫苗所针对的病毒。其实4价疫苗针对的病毒也是这两个病毒。但是与2价疫苗相比，4价疫苗除了对抗HPV16和HPV18，还可以对抗HPV6和HPV11，但是后两者并不是引起宫颈癌的高危型HPV。

小艾

那9价HPV疫苗对抗的是什么呢？

阿谭医生

别着急，很快你就知道了。20～30这一档一个都没有，然后仔细看看30～40这一档，有4个，都是单数，只是缺了一个，缺37！

小艾

我想起来了，听同学讲过您是怎么解释独缺37了。原因比较奇葩！

阿谭医生

打住！那是现场版本。今天我们的对话会形成文字，不能那么解释了。那就这么记吧：为什么独缺37？不解释！反正不管"三七二十一"，记住了再说！就是缺37。

大勇

好吧！我记住了！不管"三七二十一"，没有37。

阿谭医生

那就好，接下来是40～50这一档，有且只有一个，45。这下我可以用现场版解释了。

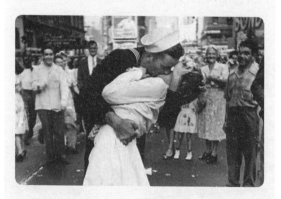

看看这张照片。1945年，世界反法西斯战争胜利结束，在美国纽约时代广场，一个水兵拉过一个美女狂吻，庆祝胜利。他们会不会去中央公园逛一圈，去旁边的咖啡馆喝一杯，然后进一步庆祝……前面讲过，HPV传播的主要途径是男女之间的那点儿事。战争结束了，人们快乐的时间多了，于是，HPV就登场了！这样解释的确比较不纯洁，但它帮助我们记住了有45这个病毒类型，是不是？

文静

这样确实有助于记忆。

阿谭医生

我们继续来看50～60这一档。51，52，56，58，59，一点儿规律都没有。但没有关系，我们来找规律。先看看56，可以这样记忆，学过政治吧，那一定需要记住这个考点：1956年，随着社会主义改造基本完成，社会主义基本经济制度在中国全面建立起来了。这是政治考试必考的知识点。

菲菲

可是，56记住了，其他的呢？

找到了56，我们就找到了一个支点，它虽然不能帮我们撬起地球，却让我们找到了一个天平，或者说一根扁担，挑起了50～60这一档的两头——左边是51，52，右边是58，59。其他的，一概不用记了。

阿谭医生

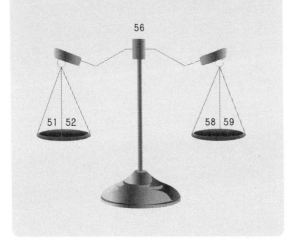

菲菲

天啊！真的是奇思妙想啊！太拼了！

而60～70这一档，就两个，66和68，分别是16和18加上50之后的结果，小学一年级的学生都会算，是不是？

阿谭医生

小艾

那9价疫苗对抗的是哪几种病毒呢?

阿谭医生

对抗的是16，18，31，33，45，52，58等一共七种HPV病毒。怎么记? 16，18不用记了。3字头的头两个，31，33。4字头有且仅有的45。5字头中有52和58。怎么记? 靠近支点或者扁担挑起后靠近身体内侧的两个，52和58，而不是两头的51或者59。就问你们，服不服?

小艾

太厉害了! 我要是照着教科书背肯定背不下来!

大勇

老师您可真是垂死病中惊坐起，墙都不扶就服您! 这您得申请专利啊!

阿谭医生

很高兴你们喜欢这个游戏，都公开发布了，就没法申请专利了。好了，今天就到这儿，明天我们继续轻松一下，听个故事，一个与宫颈癌有关的诺贝尔奖的故事。确切地说，是背后的故事。

附：人乳头瘤病毒的"真情告白"

我是HPV，中文名叫"人乳头瘤病毒"，是近几年各路媒体上的"大腕级人物"，尽管没什么"HPV门"事件，但已经风靡全球了。我也来说上几句。

首先，我的家族成员很多，有100多个，但实际上能给宫颈造成大麻烦的只有HPV16和HPV18两个而已，尤其是HPV16。

我非常自豪，因为我成就了一个名叫豪森的德国老伯，他居然发现我（HPV）与宫颈癌之间存在明确的因果关系，并由此获得2008年度诺贝尔生理学或医学奖。

我有点儿自卑，因为我其实只是个"山贼"而已，与其他"大腕"（乙型肝炎病毒HBV和丙型肝炎病毒HCV，均能引起肝癌；人类免疫缺陷病毒HIV，能引起艾滋病）相比，我只能在宫颈上闹点儿事儿，而且只要您稍有警惕（每两年做一次宫颈癌筛查），我就难成大事。

至于我是如何缠上您的，很多时候是天知地知您知我知，但有时是真的说不清楚。通常是通过性行为，但接触不干净的卫生洁具和用品也可能沾染上我。

其实，并不是一沾上我就会得宫颈癌！只有长期地、持续地、高负荷地与我亲密接触，才会引起宫颈的癌前病变和宫颈癌。

据说，40%的女性在一生中的某个时期都会与我有所接触，但我通常作为访客出现，停留上七八个月后多半会自动离开。但如果您的状态不好（免疫能力下降）、环境"适宜"（多个性伴侣、不洁性生活），我就会长期定居。

如果妇科医生发现我缠上了您，您当然会紧张和不快。但是，从另一个角度来说，这也是一件比较幸运的事情（绝非站着说话不腰疼）。因为，我暴露后，我的家族成员的后续破坏工作多半做不成了。

那么，什么时候要怀疑到我，并对我展开调查呢？如果宫颈薄层液基细胞学检查（即TCT）提示有意义不明的非典型鳞状细胞（称为"ASCUS"）或者更高程度的病变，那就要进行HPV检测了。如果证实我不在现场（即HPV阴性），您大可以放心了，半年之后复查TCT即可；如果证实我确实在现场（即HPV阳性），您就需要进一步检查，做阴道镜和活检了。如果TCT发现为更高级别的病变，我就基本要"自首"了，检查只是留底备案而已。

至于如何对我进行调查，有几个途径：一是宫颈薄层液基细胞学（TCT）报告单上会提示；二是HPV分型，如报告HPV16、HPV18阳性等；三是杂交捕获的人乳头瘤病毒检查（HC2），除了报阳性之外，还报具体数值（是半定量，和HPV的量有一定相关性，但不绝对平行）。

即使我已经给您带来了伤害（如各种类型的宫颈癌前病变），您仍然是可以搞定我的。狂轰滥炸式的攻击（各种针对宫颈病变的物理治疗和锥切）能消灭我的大部分部队，即所谓"治病即治毒"，留下的残兵一般很难组织有效进攻。而且，您自身的免疫能力有可能最终将我消灭。

基本可以负责任地说，目前还没有口服药物能对付我。在宫颈局部使用干扰素可能有一定效果。西方国家已经开发了针对我的新式武器，即治疗性HPV疫苗和预防性HPV疫苗（主要针对HPV16和HPV18）。据他们官方发布的消息，效果还是不错的。

Day 3

第三天
宫颈癌的
三级防控

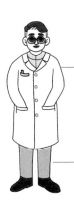

与心血管疾病、糖尿病等慢性病类似，宫颈癌也有三级防控体系，我们称之为三道防线。通过这一防控体系，就可能最大限度避免晚期宫颈癌的发生。

上午　诺贝尔奖背后的故事

大勇

阿谭医生，你昨天不是说要给我们讲一个关于诺贝尔奖的故事吗？我期待一晚上啦！

阿谭医生

是的，不过是诺贝尔奖背后的故事，大概在中国我是第一个在学术会议上讲这个故事的。2008年10月6日下午5时30分，举世瞩目的诺贝尔生理学或医学奖公布了，当年的奖项与两种病毒有关。其中一种病毒是大名鼎鼎的人类免疫缺陷病毒（HIV）。

文静

我知道，这个是艾滋病病毒，每年的12月1日还是世界艾滋病日呢。

阿谭医生

非常正确！而另外一种病毒，则和我们这几天讨论的宫颈癌有关，那就是人乳头瘤病毒（HPV）。先来看看这张照片。

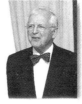

2008年诺贝尔生理学或医学奖背后的故事

哈拉尔德·楚尔·豪森
Harald Zur Hausen

他们三位是获得2008年度诺贝尔生理学或医学奖的科学家。左边两位是法国人，他们每人分享了1/4的奖金，一共分了奖金的一半。右边这位是德国人，独享了奖金的一半，他的名字叫哈拉尔德·楚尔·豪森（Harald Zur Hausen）。

大勇

这奖金得多少钱啊？几个亿吧？

阿谭医生

并没有！据说折合人民币也就500万左右，比明星大腕出演一部电视剧的报酬差远了。但钱不是重点，关键是名誉。然而，很少有人知道这份荣耀背后的曲折。令我汗颜的是，我到处讲HPV差不多讲了五年的时候，还不知道豪森获奖背后的故事，也是后来为了准备一次讲演才知道的！

菲菲

这么神秘！到底有多曲折啊？您能不能从头讲起啊？

阿谭医生

好！让我们把镜头拉回到20世纪30年代，地点是德国西北部一个叫埃森（Essen）的城市——在"二战"中饱受战火蹂躏、战后又饱受污染之苦、现在则是世界著名宜居城市。1936年，楚尔·豪森出生在这里。

20世纪50年代末60年代初，豪森成了医学院学生和医生。按照今天的标准，他大概不是一个大众眼中的优秀医生。因为，他不是去钻研如何手到病除攻克疾病，而是"对引起这些疾病的感染性病因更感兴趣，远胜过癌症本身"。

于是，他一头扎进实验室。然而，枯燥重复的实验室工作没有给他带来多少成就感，相反他的挫败感越来越强。经过痛苦的思考，豪森决定离开他待的那个鬼地方，换个环境。

菲菲

天啦！这么厉害的人也想跳槽？！看来我不想看书学习只想跳舞真是情有可原了。

阿谭医生

是啊，每个人都有困难的时候。还好，来自大西洋彼岸的一封信改变了豪森的命运，同时也改变了全世界女性的命运。
美国宾夕法尼亚大学医学院向豪森所在的研究所发出邀请，希望能有年轻的德国学者前往开展合作研究。然而，所长先生每天都能接到很多类似的信，他将信随手丢进了废纸篓。

小艾

嗯，我就曾在老师办公室的纸篓里发现过一张汇款单，是《健康报》寄来的稿费。

阿谭医生

有意思的是，所长先生那天无意中对豪森他们提起了这件事儿。于是，戏剧性的一幕发生了——豪森毫不犹豫地冲到所长办公室，从废纸篓中捡回了那封信，然后就去了美国费城。

大勇

咦，好恶心，说不定上面还有咖啡沫，甚至……

菲菲

你可闭嘴吧。

阿谭医生

在那里，豪森遇到了著名的病毒学家亨利夫妇（Werner Henle 和 Gertrude Henle），学到了新的技术，三年后他又回到了德国。
豪森在德国自己的实验室内，首次发现病毒的基因可以整合到人类细胞的基因组中，他发现病毒能够以基因组的形式（而不是完整的病毒颗粒）存在于人类肿瘤细胞，通过修饰基因组使细胞呈肿瘤性生长。

文静

然后他就得诺贝尔奖啦?

阿谭医生

哪里会那么容易。在淋巴细胞中发现病毒的信号是在意料之中，因为这种EB病毒可以引起单核细胞增多症。意外的是，豪森和他的同事们在一种上皮性癌——鼻咽癌细胞中也发现了

EB病毒，这让豪森脑洞大开。豪森由此萌发了一个大胆的假设：同为上皮细胞癌变的宫颈癌，或许并非是由单纯疱疹病毒引起。这和当时的流行观点大相径庭，当时的主流观点认为宫颈癌的元凶是单纯疱疹病毒。

小艾

单纯疱疹病毒？就是让嘴角或者会阴部长小水泡的那个病毒吧？

大勇

会阴是哪儿？

小艾

裤裆……

非常正确！豪森的这种假设其实有些偶然，实际上，很多伟大的发现，就像门的开合一样，通常发生在一念之间！从1972年开始，豪森就着手检验自己的假设。然而，这是一条前人没有走过的路，他面临的是来自权威世界的挑战。

阿谭医生

菲菲

哈哈，他肯定被同行"拍砖"了吧？

阿谭医生

差不多！时间到了1974年，美国佛罗里达海滩……

大勇

哇，佛罗里达！阳光！海滩！比基尼！

文静

别闹！如果你再捣乱，我就让老师踢你出群！

阿谭医生

这一年，豪森前往这里参加一个国际会议，准备报告关于他们近年关于宫颈癌与病毒相关性研究的初步结果。值得注意的是，在豪森上台演讲之前，一位来自芝加哥的研究者报告已从一个宫颈癌患者的标本中分离到了40%的单纯疱疹基因组。这几乎从生物学上"坐实"了当时流行的观点——单纯疱疹病毒是宫颈癌的致病病毒。听众们对这位研究者的发言，自发地报以雷鸣般的掌声。

随后豪森上台，我猜想豪森同学大概是这样说的：各位亲，对不起，我们的研究团队在宫颈

癌中没有检测到单纯疱疹病毒，我们并不认为
单纯疱疹病毒是宫颈癌的病因……

文静

豪森这么不按常规出牌，这是打自己脸啊！

的确如此，现场听众的反应：
有的是这样的——对，惊呆，质疑！

阿谭医生

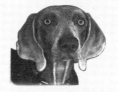

有的是这样的——对，不屑，冷漠！

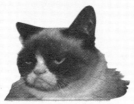

大勇

不对啊，阿谭老师，您out了，这个图片表示的
意思是：我就喜欢静静地看你在A与C之间装！

阿谭医生

也许你是对的。真实的版本是，听众们以石头般的静默（Stony Silence）来表达他们对豪森的反对，认为豪森的阴性结果是因为检测方法的敏感性不够。他们大概在心里是这样批评豪森的："年轻人，回去好好做实验，不要信口开河！"那一刻，天空如此灰暗，孤胆英雄转身离开了。豪森自己在回忆这段经历时说，这是他职业生涯的最低谷。

菲菲

Music！我觉得应该配上背景音乐，比如《凉凉》。

阿谭医生

的确如此，豪森乘兴而来，败兴而归。千里迢迢奔去大洋彼岸，收获的却是嘲笑。但是请注意，转身离去的是一头大象，而不是一只老鼠，他注定要走向属于他的那片天空。

豪森没有放弃，坚持将文章投了出去，《癌症研究》发表了这篇数百字的短文。3年后的1977年，豪森发表了一篇重要论文，题目是《人乳头瘤病毒及其在鳞状细胞癌中可能的作用》。

文静

我猜就是这篇文章让他获奖的！

阿谭医生

可以这么说，因为随后的事情虽然也有波折，但越来越多的研究支持和证实了豪森的假说。1999年，一篇重量级的文章发表了。Walboomer教授在文章中说："几乎所有的宫颈癌患者的病理标本中均能找到HPV病毒，从而印证了HPV是宫颈癌的主要原因，也使宫颈癌成为目前人类面临的所有癌症病变中唯一病因明确的癌症。"

小艾

我觉得Walboomer教授也应该得诺贝尔奖呢?

阿谭医生

你说得不错。Walboomer教授的工作的确值得让他和豪森一起分享诺贝尔奖。遗憾的是，在这篇文章发表不久后，Walboomer教授就去世了。

大勇

死了就不能得奖? 作为纪念也好啊。

阿谭医生

但诺贝尔奖有一个不成文的规定，只把奖项授予活着的科学家，无论你成就多大，如果去世了，就没有机会了。

大勇

原来如此！看来，活着就是胜利。

文静

哎！我说你能不能不要总满嘴跑火车？

阿谭医生

有一定道理，健康的确是最大的财富。就像女性，如果失去了健康，一切美丽都将归零。2006年，豪森将自己漫长的研究历程浓缩在一本专著《致病性人乳头瘤病毒》中。这一年，他光荣退休；这一年距离他获得诺贝尔奖还有两年时间。

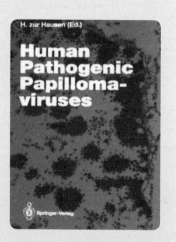

《致病性人乳头瘤病毒》并不是大部头，只有薄薄的284页！比我的《子宫情事》还要薄！

但又怎样？！我又手欠地在PUBMED上检索了一下豪森先生一生中发表的SCI文章，居然只有50多篇！这丁点儿文章，不用说院士，恐怕当长江学者都难！

小艾

老师，我怎么觉得您情绪有点儿不对啊！

阿谭医生

哈，这几年一直在做科普宣传，SCI文章不多，在同事面前都有点儿害羞，还好有很多人需要这些知识。好了，下午正式聊宫颈癌的三级防控。

宫颈癌，三道防线拦着你

菲菲

阿谭医生，您该给我们讲宫颈癌到底怎么预防了吧?

阿谭医生

古人说：上医治未病，中医治欲病，下医治已病。说的都是预防胜于治疗。与心血管疾病、糖尿病等慢性病类似，宫颈癌也有三级防控体系，我们称之为三道防线。通过这个防控体系，就可能最大限度避免宫颈癌尤其是晚期宫颈癌的发生。

大勇

三道防线? 听起来真厉害，真的有用吗?

阿谭医生

有用！2012年夏天我到美国进修，铆足了劲儿要去观摩他们用高精尖的机器人辅助腹腔镜做宫颈癌手术，但在4个月的访问期间，居然只见到两例手术。而我们一个病房每周至少都有3台宫颈癌手术！

文静

那我们的手术肯定做得比他们好，应该骄傲！

阿谭医生

不值得骄傲！相反，这只能说明我们对宫颈癌的防控水平与人家相比有差距。欧美发达国家，宫颈癌尤其是晚期宫颈癌患者很少见。美国每年大约有1万例宫颈癌手术，分配到医院，每个医院也就10多台。

小艾

哎……他们怎么就这么少呢？

阿谭医生

导致西方发达国家宫颈癌患者显著减少的原因有两个：一是宫颈癌筛查系统的建立，二是病因的明确——高危型人乳头瘤病毒（HPV）感染与宫颈癌之间有明确的因果关系。之所以说宫颈癌可以预防和可以治愈，关键就在于病因学预防和对癌前病变的识别及处理。

菲菲

哎呀，别卖关子了，您快讲讲第一道防线是什么吧。

阿谭医生

第一道防线，是宫颈癌的一级防控，属于病因学预防。就是在疾病尚未发生时针对致病因素（或危险因素）采取措施，是预防疾病和消灭疾病的根本措施。世界卫生组织认为，除了调整生活行为方式外，接种人乳头瘤病毒疫苗是宫颈癌的最有效的一级防治措施，能使大多数女性免于罹患宫颈癌前病变和宫颈癌。

菲菲

阿谭老师，那您告诉我哪些人需要接种这个疫苗呢？本人芳龄二八，豆蔻年华，需不需要接种？

阿谭医生

需要接种！世界卫生组织认为9岁到45岁的女性，如果有条件，都推荐接种疫苗。但关于疫苗接种问题，今天我们暂不深聊，我们先来聊聊第二道防线，也就是宫颈癌的二级防控策略。

菲菲

回头等您私信我，男友比我着急……

文静

你别打断老师，咱们先来听听二级防控吧！

阿谭医生

第二道防线，就是疾病的二级防控，属于发病学预防，指对于特定高风险人群筛检癌前病变或早期肿瘤病例，从而进行早期发现、早期预防、早期治疗，措施包括筛查和干预。对宫颈癌前病变的筛查和处理，国际上推荐21岁以上的女性，每2～3年做一次宫颈细胞学检查（TCT）或者HPV检测作为筛查手段，根据情况决定是否需要进一步进行阴道镜检查。

小艾

欧美国家宫颈癌发病率的下降，到底是第一道防线的功劳更大还是第二道防线的功劳更大？

阿谭医生

两者都有。可以这么说，目前西方国家晚期宫颈癌的减少和高级别宫颈癌前病变的减少主要是第二道防线的功劳。从2007年之后，宫颈癌前病变和宫颈HPV感染的减少则是第一道防线的功劳。不能厚此薄彼。

大勇

那第三道防线是什么呢？

阿谭医生

第三道防线，就是宫颈癌的三级防控，属于临床治疗，指对肿瘤患者的治疗，防止复发，减少其并发症，防止致残，提高生存率，减轻患者因肿瘤引起的疼痛等措施，如止痛治疗、舒缓治疗、临终关怀等。

对于宫颈癌的治疗，就是对确诊的、各个期别的宫颈癌的手术切除、放射治疗以及化学药物治疗（放化疗）等。

文静

是不是有了这三道防线，我们就可以彻底告别宫颈癌了呢？

理想是这样，但实际上未必！乐观地认为，随着HPV疫苗的广泛应用，宫颈癌前病变筛查和处理的规范化，晚期宫颈癌会越来越少。然而，"道高一尺，魔高一丈"，人类与疾病的博弈远非如此简单。正如流感病毒一样，HPV也可能发生适应性改变，现在说彻底消灭宫颈癌尚言之过早。

阿谭医生

我想征求一下大家的意见，是从一级防控到三级顺着讲呢，还是从三级到一级倒着讲？

大勇

从三级开始讲吧，我比较喜欢三级，比如电影……

小艾

说正经的呢，你贫什么贫！

那好，明天我们就从三级防控开始倒着讲，也就是从宫颈癌的治疗开始讲。提醒一下，接下来的内容有些艰深，比较枯燥。如果你感兴趣或者亲友中有宫颈癌患者，我们可以继续聊。

阿谭医生

大勇

老师，宫颈癌离我太远，能不能申请休息一下？

阿谭医生

可以，如果你觉得宫颈癌离你太远，明天上午可以去外面溜达一圈，下午再回来。

Day 4

第四天
宫颈癌的
二三级防控

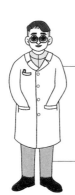

　　宫颈癌的三级防控是指宫颈癌的治疗，治疗方案取决于宫颈癌的分期。而宫颈癌的二级防控是指宫颈癌的筛查和癌前病变的处理。我们一起来了解一下。

上午 第三道防线，阻击宫颈癌的最后一关

菲菲

> 阿谭老师，今天大勇同学说手机坏了，人比较少，你不会介意吧？

阿谭医生

> 没关系的，人各有志。今天要讲阻击宫颈癌的第三道防线，也就是宫颈癌的治疗，是比较深，如何讲起呢？

小艾

> 要不您先给我们讲讲宫颈癌都有哪些治疗方法吧。

阿谭医生

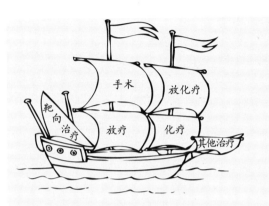

看看这张图，基本是我的原创。

宫颈癌的治疗手段包括手术、放化疗（就是放射治疗同时用化学治疗增加敏感性）、单纯放疗、化疗、靶向治疗及其他治疗手段。

菲菲

这么复杂呀？那要怎么选呀？

阿谭医生

宫颈癌的治疗方案的选择主要取决于疾病的分期。先来看看宫颈癌的分期。

简单地说，Ⅰ期（读作1期）的宫颈癌，就是肿瘤局限于宫颈，无论是显微镜下才能看得见的病变，还是已经长大到直径为10厘米，充满阴道，但还是局限于宫颈的肿瘤，都是Ⅰ期，当然还必须细分，分为Ⅰa和Ⅰb，Ⅰa又分为Ⅰa1和Ⅰa2，Ⅰb又分为Ⅰb1和Ⅰb2。

菲菲

这有点儿考验我的智商和注意力，我去冲一杯咖啡再来接着学！

给我也来一杯。的确，I期的宫颈癌治疗最有讲究，小艾同学可以再深入一下，来看看这张图。

阿谭医生

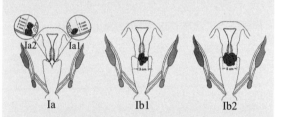

Ia1期是指在显微镜下测量肿瘤浸润深度不超过3毫米，宽度不超过7毫米；Ia2期是指肿瘤浸润深度超过3毫米但不超过5毫米，而且宽度不超过7毫米。如果浸润深度超过5毫米，或者任何病变宽度超过7毫米，就属于显微镜下的Ib1期。还有一种Ib1期是不用显微镜，肉眼就可以看到病变。如果肿块直径超过4厘米，就归为Ib2期了。

小艾

阿谭老师，坦白地说，我已经晕菜了。你不如接着说说II期。

阿谭医生

II期（读作2期）宫颈癌，就是肿瘤已经发展到宫颈外的区域，又分为IIa期和IIb期。

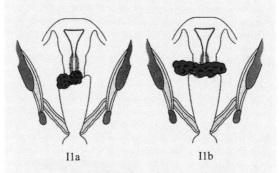

IIa   IIb

IIa期就是肿瘤除了累及宫颈外，还侵犯了阴道，但没有达到阴道的下1/3。而IIb期就是肿瘤从宫颈扩散到了子宫旁的组织，但没有达到盆壁。

请特别注意"IIb期"这个词。国际上的治疗共识是：如果宫颈癌是IIb期以上（含IIb期），最好的治疗手段就是放疗，而不是手术。因为所谓的宫颈癌根治术（或者称为广泛子宫切除术）已经无法保证能将肿物切除干净，复发的危险很大。

菲菲

宫颈癌的分期也太多了吧？接着是3、4、5、6期？

没有那么多，总共就分为四期。III期（读作
3期）宫颈癌，比II期更严重，也分为IIIa和
IIIb。IIIa就是宫颈癌侵犯阴道，而且已经达到
阴道的下1/3，IIIb则是宫颈癌已侵犯宫旁组织
并达到盆壁。简单地说，就是宫颈癌开向两侧
和下方发展。

阿谭医生

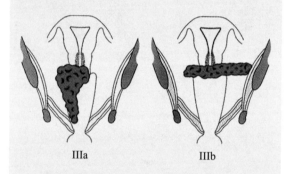

IIIa   IIIb

IV期宫颈癌（读作4期宫颈癌），比三期更重，
分IVa期和IVb期。IVa是宫颈癌向前侵犯膀
胱，向后侵犯直肠，但好歹病变都没有离开盆
腔这个地方。而IVb期，则是宫颈癌转移到了盆
腔之外的区域，包括肝脏、肺部、脑部等区域。

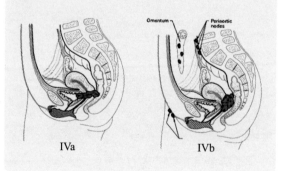

IVa   IVb

文静

我老家亲戚得了宫颈癌，医生说不要做手术了，这是不是就没有希望了呀？

阿谭医生

这种说法是不对的，必须要纠正，这也是我们今天要讲的主要内容。关于宫颈癌的治疗，先记住以下两点：

第一，宫颈癌的初始治疗是放（化）疗和手术，两驾马车，并驾齐驱，晚期患者或复发患者则是姑息性化疗。

第二，在宫颈癌的治疗中，尤其是在宫颈癌普查推广和HPV疫苗接种之前的时代，或者在偏远地区，由于很多患者就诊的时候已经超过了前面所说的IIb期，放（化）疗是最主要的或者说唯一可选的治疗手段。

所以，对宫颈癌患者而言，并不是不能手术就代表完全无法治疗了。这是必须要根除的错误观念！

小艾

那什么是最好的治疗方案呢？放疗，还是手术？

阿谭医生

没有最好，合适就好。记住以下几点：

第一，理论上，任何期别的宫颈癌，都可以做放射治疗。放疗是机器操作，对技术的要求稍微小些，全球大部分地区都可以进行，包括非洲。而宫颈癌的手术属于大手术，术后的并发症较多，技术难度大，只有在医疗资源较好，能够开展这项手术的地区才能实现。

第二，手术仅适合部分患者，这部分患者必须满足以下条件：（1）IIa期（含）以前的患者，也就是肿瘤没有宫旁侵犯。（2）年轻患者，需要保留卵巢功能和阴道功能。因为放疗中由于射线的照射，卵巢功能会受到很大损害（当然从技术上可以一定程度保护卵巢）。而且，放疗之后会造成阴道挛缩，未来性生活会有一定困难。

由此可以看出，对于宫颈癌的治疗而言，放射治疗是普适的、放之四海而皆准的，而手术的适用范围则小得多，需要严格选择，否则对患者不利！

小艾

原来是这样啊。好复杂！

是的，的确很复杂。而且，等你开始临床实习后，会印象更深。即使是能做手术，手术也比较残酷——除了要切除已经发生肿瘤的宫颈，

阿谭医生

还要切除可能发生转移的子宫旁组织，甚至还要切除可能发生转移的盆腔淋巴结。手术本身也很有风险，因为淋巴结都是跟着血管走的，要切除这些淋巴结，无异于走钢丝，稍微不小心，就会发生大出血，因此外科医生也被称为刀尖上的舞者。

现在国内的宫颈癌手术技术和放疗技术已经十分先进，但实际上作用有限，早期宫颈癌的治疗效果较好，晚期宫颈癌的治疗效果仍不理想，所以我们更需要把宫颈癌的防控关口提前，重视宫颈癌的第二道防线。

上午到此为止，下午继续。问一下，大勇同学的手机修好了没有？

附： I 期宫颈癌的治疗

I 期宫颈癌的分期是所有妇科肿瘤中最精细的，原因是不同患者选择的治疗方式大不相同。有的仅需要部分切除宫颈（宫颈锥形切除），有的需要完全切除宫颈但保留子宫（保留生育功能），有的需要连同宫颈一起切除子宫，有的还要进一步扩大手术范围。

I 期的宫颈癌是指肿瘤局限于宫颈，还没有发生转移的宫颈癌，在治疗上有很多选择，需要医生和患者共同精心设计。I 期宫颈癌包括一大类病变，小的病变只有借助显微镜才能看到，大的直径有七八厘米或者更大，呈菜花样，充满整个阴道。显然，不细分是不行的。

细分 I 期宫颈癌

I 期宫颈癌大致可分为Ia和Ib两个期别。Ia期和Ib期分别又可再分为Ia1、Ia2、Ib1、Ib2等4期。Ia1期是指在显微镜下测量肿瘤浸润深度不超过3毫米，宽度不超过7毫米；Ia2期是指肿瘤浸润深度超过3毫米但不超过5毫米，而且宽度不超过7毫米。如果浸润深度超过5毫米，或者任何病变宽度超过7毫米，就属于显微镜下的Ib1期。还有一种Ib1期是不用显微镜，肉眼就可以看到的病变。如果肿块直径超过4厘米，就归为Ib2期了。

怎样治疗 I 期宫颈癌？

根据分期，结合患者的年龄和是否有生育要求来选择治疗方式。Ia1期宫颈癌患者，如果无生育要求，最恰当的治疗是连同子宫颈一起全部切除（全子宫切除）；如果患者很年轻、没有生育，可以根据先前锥切切下来的病理标本的边缘情况决定治疗方案。如果切除标本的边缘没有癌，也就是说切除干净了，可以随诊观察，帮助患者尽快怀孕；如果边缘有可疑的癌，可以再次进行锥切。

对于Ia2期以后的患者，如果患者无生育要求，应该进行范围更广泛的子宫切除，不仅要切除子宫和宫颈，还要切除可能发生转移的子宫旁、阴道旁、紧邻宫颈的上段阴道和盆腔淋巴结。这是一种较大的妇科肿瘤手术，称为"宫颈癌根治术""根治性子宫切除术"或者"广泛性子宫切除术"。由于在手术中会损伤主管排尿、排便和性功能的神经，手术后患者会出现膀胱功能、直肠功能和性功能障碍。正是这一原因，妇科肿瘤医生开始进行保留自主神经的宫颈癌根治术，一位名叫Okabayashi的日本医生对此做出的贡献最大，因此这一术式也就以他的名字命名了。

宫颈癌根治术是一种有标准套路的手术，除了需要具备外科技巧外，更加考验医生对于女性盆腔解剖结构的了解。以前宫颈癌根治术是通过打开腹腔进行或者通过阴道进行，但从21世纪初开始，由于腹腔镜器械和技术的提高，妇科肿瘤医生开始用腹腔镜对宫颈癌进行手术，手术效果与开腹相当，甚至更好。2005年之后，随着机器人腹腔镜手术的出现，发达国家越来越多的医院用它来对宫颈癌进行手术。与开腹手术方法相比，腹腔镜或机器人腹腔镜手术术后恢复快，不会延误相关治疗，术后形成肠粘连的可能性小，日后放疗引起的肠道问题也会有所减少。

保留子宫的宫颈癌根治术

对于Ia2期和部分Ib1期肿瘤直径小于2厘米的患者，如果有极其强烈的生育要求，同时排除了其他导致不孕的因素，也没有卵巢和子宫等上生殖道疾病，可以只切除宫颈而保留子宫，这样就保留了患者的生育功能，即根治性宫颈切除术。手术的发明者是法国医生Dargent，他已辞世数年。

简单地说，根治性宫颈切除术就是在确认某些早期宫颈癌没有发生盆腔淋巴结转移的前提下，切除80%～100%的宫颈和可能发生转移的宫颈旁2厘米左右的组织，以及邻近宫颈2厘米的阴道组织。这样，不仅宫颈癌得到了治疗，同时子宫得以保留，理论上就保留了生育功能。

目前认为，患者需要满足以下条件才能手术：1.患者有强烈的保留生育功能的愿望。2.没有其他引起不孕的疾病。3.Ia2期或Ib1期患者。4.病变小于2厘米。5.没有淋巴结转移。6.没有血管及淋巴管浸润。

可以看出，这种手术的选择性很强，能全部满足条件的患者不多。对于接受了根治性宫颈切除手术的患者，建议术后6个月后尝试怀孕。如果自然受孕不成功，可以采用辅助生殖技术助孕。由于早产及流产发生率较高，建议孕18～28周时每两周检查一次，分娩方式一般选择剖宫产。

总之，对于Ⅰ期的宫颈癌，即病变局限于宫颈、没有转移者，需要精细分期，并根据具体情况选择最恰当的治疗方式。

第二道防线之宫颈液基细胞学检查

大勇

阿谭医生我回来啦！现在该讲第二道防线了吧?

阿谭医生

第二道防线就是宫颈癌的二级防控体系，指的是宫颈癌的筛查和癌前病变的处理。可以说，这是目前西方发达国家晚期宫颈癌患者越来越少的主要原因。二级防控非常重要，在美国，绝大部分宫颈癌发生在不筛查或筛查不充分的人群。大约50%的宫颈癌患者从来没有接受过宫颈癌筛查，10%的宫颈癌患者诊断前5年内没有筛查！

文静

那要怎么筛查呢?

阿谭医生

让我们一起看看宫颈癌筛查的历史。最初,宫颈癌是没有筛查这一说的,病人自己有症状后才来看医生,通常已经是晚期了,早期的病人一般发现不了。

直到1940年前后,一名到美国行医的希腊医生巴巴·尼古拉发明了一种通过类似于压舌板的小木片,收集宫颈脱落的细胞,涂在玻璃片上,然后在显微镜下检查,从而判断是否有宫颈异常。

菲菲

压舌板?是不是感冒咳嗽的时候大夫用来压着舌头,让你"啊"的那种?这么土的方法,有效吗?

阿谭医生

这个方法是很简单,但很有效。从20世纪40年代之后的50年中,这种方法给广大妇女带来了福音,让很多妇女免于罹患晚期宫颈癌,使妇女因为宫颈癌而死亡的比例下降了70%!为了纪念他,这种方法被命名为巴氏涂片。

大勇

这么牛？！现在还用这种方法吗？

阿谭医生

一些地方，尤其是经济落后的地方还在用这种方法。但经济发达的地区已经不再使用了，而开始使用新的、改进的技术。

小艾

做了哪些改进呢？

阿谭医生

巴氏涂片虽然很好，但也有缺点。因为细胞学医生想看的细胞只是宫颈的鳞状上皮细胞和柱状上皮细胞，但巴氏涂片得到的却有很多杂质，如红细胞、白细胞和黏液等，这样就会影响对目标细胞的观察和判断。于是，1996年前后，科学家们发明了一种新的制片技术，通过一个类似于扫帚的工具，在宫颈上刷上几圈，像扫地一样收集宫颈的脱落细胞，然后像涮墩布一样，将细胞洗脱到特殊的液体介质中。

菲菲

我知道了，就是TCT，对不对？

很正确！全名是薄层液基细胞学检查，简写为
TCT。

阿谭医生

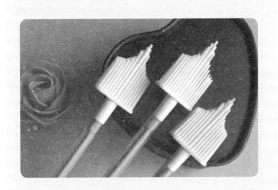

把宫颈细胞洗脱到液体后，根据不同细胞大小
和质量的不同，通过过滤、离心等方法，把血
细胞和黏液等杂质去掉，只留下需要观察的鳞
状上皮细胞和腺细胞，涂成薄薄的一层，这样
病理切片的背景就干净很多了，观察起来就舒
服很多，判断起来也容易很多。

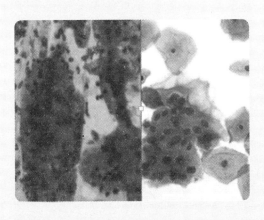

大勇

嗯，从标清变成高清的感觉。

不仅仅是画面清晰度的改变。当计算机能判断出宫颈异常细胞的形状后，它能从成千上万个细胞中"筛选"出128个可疑的细胞，然后由病理医生们对这些细胞进行判断，继而做出诊断。

阿谭医生

菲菲

这不就是人工智能吗？

不错，这就是人工智能！不仅如此，报告结果的方式也发生了改变。在巴氏涂片时代，报告方式的缺点是对后续检查的指导意义不大。新的报告方式称为TBS系统。

阿谭医生

大勇

听起来和TMD弹道导弹防御系统差不多！

听起来很高大上，其实就是英文The Bethesda System的简称。Bethesda是美国的一个城市，是美国国立健康研究院的所在地。1988年，几

阿谭医生

十个宫颈细胞病理学家曾在那里召开过一个会议，制定了一个宫颈细胞学诊断名词共识，然后就叫TBS系统了。它的报告形式比巴氏涂片要细，更具有指导性。

小艾

它是怎么报告的呢？

阿谭医生

TBS报告简单分为3类：

1. 大致正常：包括报告为正常，未发现恶性细胞、良性反应性改变、炎症。
2. 细胞学的低级别病变：包括意义不明的非典型鳞状细胞（ASCUS），鳞状上皮低度病变（LSIL）。
3. 细胞学的高级别病变：鳞状上皮高度病变（HSIL）、鳞状细胞癌（SCC）、腺癌等。

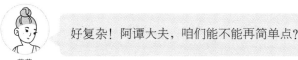
菲菲

好复杂！阿谭大夫，咱们能不能再简单点？

阿谭医生

抱歉，真的不能再简单了。这些不同的结果会引出不同的进一步检查的策略。医学就是这样，和简单很难发生关系。

小艾

除了TCT检查之外，还有其他方法筛查宫颈癌吗？

阿谭医生

当然有，也必须有！还记得我们昨天讲过的故事吗？楚尔·豪森之所以获得诺贝尔奖，就是因为他揭示了人乳头瘤病毒和宫颈癌的关系。这一成果导致了宫颈癌二级防控策略的改变——从去查细胞发生了改变的"果"，转而去查引起细胞异常的"因"——这就是人乳头瘤病毒HPV检测。

菲菲

阿谭医生，哪个检查更好？

阿谭医生

不能一概而论，科学界长期以来一直存在争论，好在已经有了结果。今天就到这儿，明天回答你提的问题。

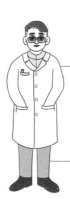

Day 5

第五天
宫颈癌筛查
如何进行

慢性疾病，包括肿瘤的发生都需要时间积累，所以特定年龄段的女性，感不感染HPV关系不大，重要的是有没有引起病变。所以，用TCT定期筛查就行。

第二道防线之人乳头瘤病毒检测

菲菲

阿谭医生，您昨天说除了TCT，还有另外的方法来筛查宫颈癌，是吗？

阿谭医生

是的！楚尔·豪森提出的人乳头瘤病毒是宫颈癌的致病病毒的理论被越来越多的人认可和证实之后，科学家们就开始通过检测HPV来筛查宫颈癌。

2003年，美国联邦食品与药品监督管理局（FDA）批准了二代杂交捕获HPV检测技术（HC2）作为宫颈癌筛查的补充。

小艾

它是不是能让我们知道感染的是哪一种HPV呢？

不能。这种检测方法只能测出有没有感染HPV，但无法检测出具体感染了哪种类型的HPV，所以人们称之为第一代HPV检测。后来，第二代HPV检测技术不仅仅能报告有无HPV感染，而且能报告具体类型，比如至少能报告感染的是最厉害的HPV16和HPV18型，还是除了这两型之外的其他12种类型。

阿谭医生

菲菲

听起来很先进的样子，还有比这更先进的技术吗?

应该有。因为无论是HC2还是具体能报型别的HPV检查方法，检测的都是HPV的遗传物质脱氧核糖核酸（DNA）。这些DNA要被转录成为核糖核酸（RNA），后者再被翻译成为蛋白才能发挥功能。因此，RNA离真实世界的距离比DNA离得更近，所以科学家们认为检测mRNA的方法更好，它能够更准确地判断感染病毒后是否会进一步发展成病变。

阿谭医生

小艾

我知道RNA和DNA不同，但还是有点儿糊涂，如果要筛查宫颈癌，到底是TCT检查好，还是HPV检测好?

阿谭医生

理论上说，作为筛查手段，HPV检测要比TCT具有优势。

第一，TCT检测的是"果"，是宫颈细胞已经被病毒感染后发生了异常改变。就像地震或者炸弹被引爆后的灾难现场一样。而HPV检测的是"因"，是检查到底有没有地震的前兆或者存不存在引爆炸弹的坏蛋。

第二，TCT的检查报告虽然有部分人工智能，但最终的结果判断还是需要人来完成，需要细胞病理医生的眼睛做出判断。但人是动物，会疲倦，会出错。而HPV的检测，除了取样、准备样品和上样品之外，其他步骤，包括检测、分析、报告和打印都是机器自动完成。

第三，在西方国家，人力资源包括高水平的细胞病理医生越来越稀缺。由于这几个原因，HPV检测很早就在欧洲取代了TCT，成为宫颈癌筛查的首选措施。

大勇

HPV检测岂不是一炮而红？

阿谭医生

也不尽然！即使在发达国家，HPV检测作为宫颈癌的首选筛查手段也不是一蹴而就的，也经历了一个漫长的过程！可以说是一部宫颈癌筛查历史中的《甄嬛传》或《芈月传》。

文静

我就喜欢看宫廷戏，快说说，HPV检测是怎样
"上位"的？

这个过程代表了宫颈癌二级防控策略的历史
演变。
第一阶段，羞涩登堂。2003年，美国联邦
食品与药品监督管理局（FDA）批准将

阿谭医生

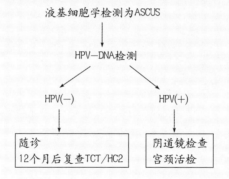

液基细胞学检测为ASCUS

HPV—DNA检测

HPV(－)　　　　　HPV(＋)

随诊　　　　　　　阴道镜检查
12个月后复查TCT/HC2　宫颈活检

　HC2（HPV检测）用于细胞学轻微异常
（ASCUS）的分流处理。而对于更严重的细
胞学异常，或有肉眼可见的病变，不建议做
HPV检测，而应直接做阴道镜检查及活检。从

2004年到2017年，国内很多医院采用的就是这个流程。

大勇

第二阶段呢，是不是叫如鱼得水？宫廷戏都是这个节奏！

阿谭医生

我讲课时还真是这么形容的！欧洲早在2006年就认识到了HPV检测的优势，从2008年开始，欧洲生殖道感染和肿瘤研究组织EUROGIN（European Research Organisation on Genital Infection and Neoplasia）就将HPV检测作为筛查宫颈癌的首选方法，他们的筛查流程是这样的：

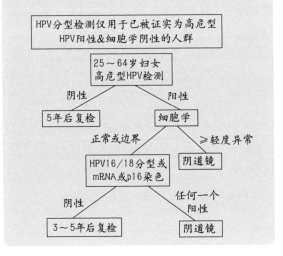

对25~64岁的女性，先用HPV检测做初筛，如果正常，5年后复查。

阿谭医生

小艾

5年？他们胆儿真大！不是最多两年就要查吗？

是的，他们之所以敢5年再筛查，是因为从2007年起，他们就开始接种HPV疫苗，到目前HPV感染已经处于低流行状态。

阿谭医生

小艾

如果HPV检测阳性呢？

如果阳性，他们再反过来做液基细胞学TCT检测。如果检测有异常，比如发现ASCUS、LSIL或者更高的病变，才做阴道镜及活检。

阿谭医生

菲菲

那如果TCT检测正常，是不是就可以不用管啦？

不是，这正是欧洲人的严谨之处。既然HPV检测说有问题，而TCT检测说没有问题，那到底

阿谭医生

有没有问题就是一个问题！他们会进一步做检查进行分流。

具体而言，就是检查HPV16/HPV18分型、P16染色或者检测HPV的mRNA，三者之中任何一项异常，就要做阴道镜检查和活检。只有这三项都正常者，才判断只是感染HPV而已，引起病变的可能性不大，3年之后复查。

文静

欧洲人够严谨的，美国也是这个套路吗？

阿谭医生

并不是。美国更加强调宫颈液基细胞学检查的重要性，但是推荐联合检测HPV。尤其是新一代HPV检测技术即分型出现后，在无症状、宫颈外观正常的女性中，他们用HPV检测来预测发生宫颈癌的风险，HPV检测的地位在逐渐提高。

大勇

这样啊，我猜TCT和HPV检测要打起来了吧？哈哈哈哈……

还真猜对了！第三阶段，一决雌雄。既然HPV检测这么优秀，估计它自己也不想只是作为辅助措施被采用，而是希望成为首选初筛方法，它就向"老大"TCT检查提出了一个尖锐的问题：作为初筛手段，到底谁更好？

阿谭医生

大勇

这是"逼宫"啊！"我腰比你细，胸比你大，脸比你白，腿比你长，技术比你好，为什么我不能当正宫娘娘，就是因为我比你晚进宫几年？"

小艾

你成天看的都是些什么宫廷戏……

大勇你古装戏看得真多！为了回答这个问题，欧洲和美国都开展了大型的临床试验，我们暂且把它叫作战役吧，其中最著名的战役（试验）叫"雅典娜（ATHENA）战役（试验）"。

阿谭医生

文静

雅典娜不是战神吗？

阿谭医生

大概设计试验的人也有这个心思，这是试验题目 *Addressing the Need for Advanced HPV Diagnostics* 的首字缩写。该"战役"一共有42209个女性参与，目的是比较不同类型HPV感染状态和细胞学检查结果的妇女，在进行了为期3年的观察随诊后，计算发生CIN3及更严重的病变的累积发生率。

菲菲

阿谭老师，太复杂了，你直接发战报吧！

阿谭医生

第一次检查，也就是基线检查TCT阴性者，观察随诊3年后，其发生CIN3以上病变的可能性低于1%，确切地说是0.77%！

大勇

老大就是老大，这很牛了！

阿谭医生

可是HPV检测说话了：如果14种HPV高危HPV检测阴性，其3年后发生CIN3以上病变的可能性为0.33%，比0.77%低了一倍还多！而这一结果在4万多人的见证（统计学检验）

下，差别当然具有统计学意义。对，就是统计学家喜欢的P值越小越好。

大勇

胜负已定，HPV检测不会得理不饶人，继续叫板"老大"吧?

阿谭医生

不幸的是，还真发生了。HPV检测从另一个角度接着叫板：如果HPV阳性者，其3年后发生CIN3及更严重病变的可能性增加到9.63%，HPV18阳性者，可能性为10.66%；而HPV16阳性者，可能性增加到25.23%！相反，其他12种阳性者，总的可能性仅为5.39%。

大勇

HPV16和HPV18真是"坏蛋中的战斗机"啊!

阿谭医生

我内心竟然无法反驳。尤其是HPV16，更是需要警惕。因为有一项研究表明，在HPV16阳性但TCT正常的妇女中，存在CIN2及更严重病变的可能性是13.6%。换句话说，每8个HPV16阳性而TCT正常的女性中，有一个会存在问题。

文静

原来如此，我表姐还问我，为什么她TCT正常，仅仅是HPV16阳性，医生就让她去做阴道镜检查。

阿谭医生

是的，对这一组人需要特别关注，以找出有问题的人。基于这些结果，美国制定了过渡期的筛查指南：

所有14种高危型HPV阴性者"依法放行"，也就是定期复查；

对HPV16、HPV18阳性者"立即法办"，做阴道镜检查及活检；

对非HPV16及HPV18的其他12种HPV阳性者，则"区别对待"，进行细胞学分流：如果细胞学阴性，1年后复查；如果细胞学阳性（ASCUS及以上），做阴道镜检查。

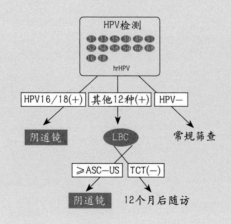

小艾

这个流程太好懂了！那HPV检测作为宫颈癌的初筛手段，得到承认了吗？

阿谭医生

得到承认了！第四阶段，成功上位！ 2014年4月，美国联邦食品与药品监督管理局(FDA)批准HPV分型检测用于宫颈癌一线初筛；澳大利亚政府紧随其后，也在当年4月份宣布用HPV检测取代细胞学进行宫颈癌初筛；当年6月，加拿大批准HPV检测用于宫颈癌一线初筛。

文静

那TCT就这样退出宫颈癌筛查舞台了？

阿谭医生

并没有！2016年，美国妇产科学院ACOG发布157号实践公告：对于30~65岁女性，五年一次的细胞学/HPV联合筛查仍是首选，或者细胞学三年一次筛查。这属于A类证据，也就是基于良好的、一致的科学证据。对于25岁以上的女性，HPV单独筛查可以作为现有以细胞学为基础的筛查方案的另一种选项，如果采用HPV初筛，应该参照ASCCP的临时指引，这属于B类证据。

大勇

也是，都是为一个主子服务，何必"你死我活"，一个东宫，一个西宫，也不错嘛！哈哈哈哈……

我内心表示无法反驳。

阿谭医生

菲菲

我有一个问题，从什么时候开始就要接受宫颈癌筛查呢？

很好的问题。不过上午没时间了，下午继续。

阿谭医生

下午 什么时候开始做宫颈癌筛查

菲菲

阿谭医生，您还没告诉我筛查应该从什么时候开始呢？

大勇

难道不是从娃娃抓起？

阿谭医生

那也太早了。目前，在宫颈癌筛查方面，我们一直跟着美国走，跟着美国阴道镜与宫颈病理学会ASCCP的指南走，但人家的指南也是不断变化的。最初他们建议女性从18岁起，或者性生活史三年以上者，都应该筛查，但是后来建议筛查应该从21岁开始。对于小于21岁的女性，即使已经有性生活，也不建议筛查。

菲菲

小于21岁的女性为什么不筛查？现在的大学生，要开放很多啊！

阿谭医生

20岁左右的大学生，激素水平高涨，男女之间发生特殊故事的冲动很强，但是他们年轻，抵抗力也很强。即使她们感染了HPV，自身也容易把它清除掉，不太容易发生病变。

有资料也显示，该年龄组宫颈癌发生率很低，仅0.1%的宫颈癌发生于20岁之前，缺乏该年龄段筛查有效性的证据，不建议筛查。可以说，在小于21岁的女性中进行宫颈癌的筛查，并不能从实质上减少宫颈癌的发生。

大勇

嗯，只是不能再让她们愉快地玩耍了！

我内心竟然无法反驳你。

阿谭医生

文静

那21岁以上的女性如何筛查呢？

阿谭医生

对于21~29岁的女性，建议采用细胞学筛查，每3年筛查一次。这个年龄段的女性高危型HPV感染率高而宫颈癌的发生率仍然比较低。原因是这个年龄段的女性处于性活跃阶段，而且达到法定结婚年龄，应该说发生故事的机会更多了。但是，慢性疾病，包括肿瘤的发生都需要时间积累，所以这个年龄段的女性，有没有感染HPV关系不大，重要的是有没有引起病变。所以，用TCT筛查就行。

文静

咦，你昨天不是说最好是TCT和HPV联合筛查吗？

阿谭医生

是的，但对于这个年龄段进行联合筛查，提高了筛查的敏感性但降低了特异性，只能发现一过性HPV感染，并不能降低宫颈癌发生率，反而会增加阳性患者的焦虑和思想负担。而最需要联合筛查的人群是30~65岁的女性。

小艾

30~65岁的女性？这不就是国家规定的两癌筛查的女性人群吗？

正是！对于30~65岁的女性，最好每5年进行一次细胞学+HPV联合筛查；或者每3年一次单独细胞学筛查，也属于可以接受的方案。因为这一年龄段的女性，性生活已经有一段时间了，病毒感染后作用时间也足够长，可以引起病变了，所以她们是最需要关注的人群。

对于这一年龄段的女性，如果联合筛查双阴性，也就是TCT正常，而且无HPV者，未来4~6年发生高度病变的概率非常低。

阿谭医生

文静

65岁以后是不是就不用筛查啦？

原则上超过65岁可以停止筛查，但必须满足以下条件：第一，过去10年连续3次细胞学阴性或连续2次联合筛查阴性（正常）；第二，最近一次筛查在5年之内；第三，以前没有过高级病变（也就是CIN2~3）的病史。

阿谭医生

小艾

如果得过宫颈高级别病变呢？

那就要继续筛查不少于20年。换句话说，基本没有65岁的年龄上限。

阿谭医生

大勇

这岂不是生命不息，筛查不止！

我表示内心无法反驳。

阿谭医生

菲菲

如果检查发现有HPV感染怎么办呢？是不是就离宫颈癌很近了呀！

不是的，感染了HPV并不是一定会得宫颈癌。但今天到此为止，明天回答你这个问题。

阿谭医生

附：不同人群宫颈癌筛查建议

人群	推荐的筛查方法	建议
<21岁	不筛查	
21～29岁	每3年细胞学单独筛查	
30～65岁	每5年联合筛查（最佳）或每3年单独筛查（可接受）	单独HPV筛查不推荐
>65岁	既往筛查有足够阴性结果可终止筛查	有过高度病变史者，治疗后继续筛查不少于20年
子宫切除后	无须筛查	既往高度病变病史，继续细胞学单独筛查不少于20年
接种疫苗后	同未接种人群	

Day 6

第六天
感染了HPV
就一定会得
宫颈癌吗

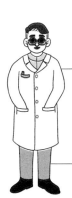

高危型人乳头瘤病毒（HPV）持续感染与宫颈癌的发生的确具有因果关系，但需要特别注意的是，前者只是后者的必要条件，而非充分条件！

上午 感染了HPV就一定会得宫颈癌吗

菲菲

阿谭老师，感染了HPV就一定会得宫颈癌吗？

阿谭医生

当然不是！高危型人乳头瘤病毒（HPV）持续感染与宫颈癌的发生的确具有因果关系，但需要注意的是，前者只是后者的必要条件，而非充分条件！

大勇

我逻辑学得差，充分必要啥的早还给老师了，咱能不能讲得通俗点儿？

阿谭医生

这样说吧，发生宫颈癌的前提条件是感染HPV，如果你这辈子不感染HPV，那么你这辈子就不会得宫颈癌，这就是必要条件。但是，并不是说只要感染了HPV就一定会得宫颈癌，大多数人是不会得的，只有很少部分人会得。

文静

什么人容易感染HPV且什么情况下容易发展成宫颈癌呢？

阿谭医生

任何疾病的发生都是外界病原体与人体免疫系统博弈的结果。以前认为，宫颈癌的高危因素包括下面这些：初次性生活过早、性交频率高、多个性伴侣、性乱、特殊职业者、HPV感染、单纯疱疹病毒感染；吸烟、酗酒、吸毒、熬夜、缺乏锻炼等。

大勇

这么多高危因素，臣妾记不住啊！

阿谭医生

也很好记。当HPV被确定为宫颈癌的致病元凶后，就可以把这些因素归为两类：一类是增加了女性遭遇HPV的风险；另一类是降低了女性自身的免疫功能。如此一来，就会招致HPV的持续感染和宫颈癌的发生。

菲菲

HPV感染很常见吗？

阿谭医生

是的，HPV感染非常常见，几乎和感冒差不多。资料显示，有性生活的妇女中，终身累计感染率为40%，甚至最近报告达80%！换句话说，只要是女人，几乎都有感染HPV的可能。

大勇

天啦噜！一旦感染HPV，岂不就糟了糕啦？！有的是在青春年少时，有的是在风韵犹存时，有的是在夕阳正红时……

阿谭医生

不至于。超过80%的HPV感染会在8～12个月内被机体的免疫系统自然清除，只有很少一部分人会发展成为持续性感染。而在持续感染的人中，又只有少数人会发展成宫颈癌前病变，后者中又只有少数人会发展成为癌。所以，对大多数人而言，感染了HPV病毒，就像"宫颈得了一场感冒"，真的没有多大事儿。

小艾

宫颈感冒？好形象，阿谭老师，这个提法是您的原创吗？

阿谭医生

有人以为是，本人也想是，可惜真不是！一个外国人写了一本书，叫*Your Cervix Just Has a Cold*，翻译过来就是《你的宫颈感冒了》，我手里就有。很好的一本书，我就帮着"安利"一下。

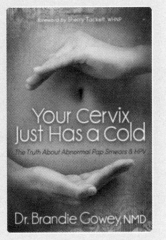

小艾

回头你借给我看看呗。对了，持续感染的人，发展成为宫颈癌要多久？

阿谭医生

一般不会很快。高危型HPV的致癌过程是漫长的，HPV感染→持续感染→癌前病变→癌症，通常要经历8～10年的时光，在此期间可能自愈，也可以通过治疗而终结进程。可以说，只有顽强的HPV和粗心的"主人"，才会造成灾难性后果。实际上，这几天你们和我聊天后，得宫颈癌的可能性就很小很小了，也可以说你们已经避开宫颈癌了。

菲菲

但是万一感染了HPV，要怎么把它清除掉呢？

阿谭医生

通常认为，一过性HPV感染不需要治疗，只有持续性HPV感染才考虑治疗。可以说，HPV的清除主要在自身，还没有特效的治疗办法。宫颈局部使用干扰素会有一定效果，一些增加免疫能力的措施也可能有效，但更有效的，则是治疗因感染导致的宫颈病变，所谓"治病即治毒"。

文静

那HPV感染后导致的宫颈病变，怎么治疗呢？

很好的问题。下午继续。

阿谭医生

下午 宫颈癌前病变如何处理

文静

阿谭医生，咱们接着说说宫颈癌前病变要怎么办吧？

阿谭医生

这是必须要讲的问题。实际上，及时正确地处理宫颈癌前病变，将宫颈癌扼杀在萌芽状态，正是宫颈癌二级防控策略中除了筛查之外最重要的内容。

文静

阿谭老师，您说的癌前病变，是不是前两天您讲的宫颈上皮内瘤变，CIN？

小艾

没错，就是那个。

阿谭医生

宫颈癌前病变是通俗叫法，宫颈上皮内瘤变（CIN）是专业叫法。前几天我已经讲过，CIN可分为CIN1、CIN2和CIN3，尽管现在提倡将CIN1称为低级别病变，将CIN2和CIN3统称为高级别病变，但我们在临床上倾向于用上皮内瘤变（CIN）来称呼。

菲菲

阿谭医生，我听了您的课之后让家里人去筛查，结果我小姨前两天到医院检查，发现是CIN，你说该怎么办呢?

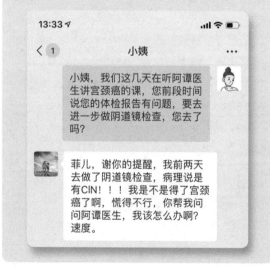

坦白地说，在没有得到你小姨更多的信息之前，我没法给出答案。因为CIN的处理除了要考虑宫颈病变的严重程度外，还要根据病人的年龄、生育要求、TCT检查结果、阴道镜检查是否满意等因素，综合考虑。

阿谭医生

大勇

阴道镜检查还有满意不满意一说？这服务评价体系到位！

这个有点儿太专业了，但我还是要讲一讲，因为这和后面对CIN的选择处理有关系。
所谓阴道镜，其实就是一个放大镜。在放大镜的帮助下，宫颈病变更容易被医生识别。就像无论你的皮肤多么细腻，我拿放大镜一看也是千沟万壑、藏污纳垢。检查的时候，医生最需要看到的就是宫颈柱状上皮和鳞状上皮移行带，也称为转化区，是宫颈病变最容易发生的地方。如果能完全看到这个区域，就称为阴道镜检查满意或者充分。如果完全看不见，就是不满意或不充分。

阿谭医生

小艾

满意意味着什么？

105

满意的潜台词是宫颈最容易发生病变的地方我们看到了，而且在此取了活检，那么隐藏着更重病变的可能性就不大了。相反，不满意的潜台词是最容易发生病变的地方我们没有看到，尽管取了活检，但可能还隐藏着更重的病变。在报告的时候，医生还会用1型、2型或者3型转化区来表示，对应的是转化区完全可见、部分可见和不可见。

阿谭医生

小艾

CIN并不是癌，用药物治疗或者持续观察就行，对吗？

不完全对。通常来说，对于多数低级别病变，也就是CIN1，的确可以采取持续观察或者用药治疗，因为65%的CIN1会自然恢复。但对于高级别病变，也就是CIN2和CIN3，药物治疗或者保守观察的效果不好，需要积极处理。

阿谭医生

小艾

如何积极处理？

阿谭医生

可以进行破坏性治疗，就是用各种物理或者化学的方法把病变烧灼或腐蚀掉，比如激光、微波、冷冻、海扶、光动力学治疗等；或者采用切除的方法，将病变的部分切除，比如后面谈到的宫颈锥形切除、宫颈高频环形电圈刀切除（LEEP）也就是利普刀等。

小艾

哪一种方法更好呢?

阿谭医生

各有利弊。一方面需要考虑到是否可能遗漏病变的问题。破坏性或者腐蚀性操作，如激光治疗后，病变被烧掉了，没有标本，也就失去了再次诊断的机会。而切除性操作后会留下标本送病理检查，病人就有再一次诊断的机会，遗漏更严重病变的可能性就小一些。

小艾

如此看来，还是切除性治疗更好。

也不能这么说，因为还要考虑治疗对宫颈结构和功能的影响。通常而言，在宫颈上的任何操作，都有可能不同程度影响宫颈的功能，增加怀孕后流产和早产的危险。相对而言，腐蚀性操作的影响小一些，切除性操作的影响大一些，其中锥切比利普刀切除影响又更大一些，因为前者切除深度更甚。

阿谭医生

菲菲

我小姨回我微信了，她28岁，还没有要宝宝。

13:39

〈 1   **小姨**   **...**

小姨，阿谭医生让我问你两个问题：1.您的病理报告单上CIN写的是1,2还是3？2.阴道镜检查报告上转化区是写的1型，2型还是3型？您快翻翻！

菲儿，我翻到了。病理报告上写的是CIN3，阴道镜检查报告上写的是1型转化区。我该怎么办？有医生说要锥切，也有医生说可以激光。本来和你姨夫说好，明年要宝宝的……

阿谭医生

这下我基本上可以给出建议了。对于CIN2~3，到底是采取腐蚀性治疗还是切除治疗，主要是根据转化区的类型以及有无生育要求判断。你小姨是I型转化区，阴道镜检查充分，意味着最重的病变已经活检了，不太可能存在更重的病变，加上她还没有孩子，可以考虑做宫颈激光、微波、冷冻、射频等，然后让她3个月后复查。如果正常，叮嘱她尽快考虑怀孕。

大勇

我二婶是您粉丝，知道我在听您讲课，也给我发了微信：她46岁，CIN3，III型转化区，我堂弟都20岁了，她不可能要小孩了，怎么办最好呢？

阿谭医生

毫无疑问，应该做切除性治疗，如宫颈锥切。因为她是III型转化区，尽管做了活检，但有可能更重的病变没有看到，所以不能做腐蚀性治疗，而需要切除病变，以进一步进行病理检查。

文静

阿谭老师，我大舅妈45岁，也是您粉丝，活检是CIN1，你说过CIN1会自愈的，可当地医院医生居然让她锥切，是不是不靠谱啊？

也不一定不靠谱。你让她把她的TCT结果发给你。噢，今天太晚了，我给你点儿参考资料，你自己先看看，明天回答你的问题。

阿谭医生

附：宫颈上皮内瘤变1级（CIN1）的处理

这一问题看似简单，回答起来却颇为复杂。医生能迅速告知答案，但要理解其中的原因却需要很多背景知识。

首先，需要知道宫颈细胞学检查TCT结果。TCT的结果报告比较繁杂，简单分为3类。

1.大致正常：包括报告为正常，未发现恶性细胞、良性反应性改变、炎症。

2.细胞学的低级别病变：包括意义不明的非典型鳞状细胞（ASCUS），鳞状上皮低度病变（LSIL）。

3.细胞学的高级别病变：鳞状上皮高度病变（HSIL）、鳞状细胞癌（SCC）、腺癌等。

其次，需要知道阴道镜检查是否满意。

1.满意：宫颈的柱状上皮和宫颈的鳞状上皮交界的部位（称为移行带，是宫颈癌前病变容易发生的部位）被检查医生看到，而且在这些部位取了活体组织送病理检查，那么可以大胆假设，宫颈上存在比CIN1更重病变的可能性很小。

2.不满意：由于种种原因医生无法看到移行带，无法在这些部位取活检，那么就要怀疑活检的地方可能并不是病变最重的部位。换言之，宫颈上可能存在比CIN1更重的病变。

最后，了解宫颈病变治疗方法的优缺点。

1.随诊观察：不做治疗，定期复查。

2.物理治疗：烧灼破坏受累宫颈组织，包括宫颈冷冻、激光、电烙、射频、冷凝等，优点是操作简单，门诊就行；缺点是不能获得组织标本，烧了就烧了，啥也看不见了。

3.手术治疗：圆锥形切除一部分宫颈组织，称为"宫颈锥形切除术"，简称"宫颈锥切"。优点是能够提供标本进一步检查，以发现可能存在的更严重病变；缺点是创伤稍大，需要住院。

有了这些信息后就可以选择CIN1的处理方案了。

第一种情况：细胞学和阴道镜的结果两者符合。

如果细胞学（TCT）报告为低级别病变，包括ASCUS或LSIL，而阴道镜活检的结果是CIN1，也就是说两者是符合的，那么治疗主要取决于是否是合并症状。如果合并同房后出血，宫颈呈糜烂外观，可以进行物理治疗，如宫颈激光；如果没有症状，仅仅是常规体检发现问题，就不需要治疗，定期复查即可。

第二种情况：细胞学和阴道镜的结果两者不符合。

如果细胞学（TCT）报告为HSIL或AGC，但阴道镜活检结果仅为CIN1，而且阴道镜检查提示检查不满意，最好进行宫颈锥切；如果阴道镜检查满意，但合并有宫颈糜烂外观，同房后出血等，可以做宫颈激光；如果没有症状或宫颈光滑，也可定期复查。

第七天
宫颈锥切术是怎么回事

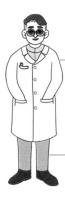

　　宫颈锥切是宫颈锥形切除术的简称，就是圆锥形地切除宫颈的一部分，完整地切除容易发生病变的宫颈柱状上皮和鳞状上皮的移行带，然后做全面的病理检查。

上午 宫颈锥切术的前世今生

文静

阿谭医生，我看了您给的资料，里面一直在提宫颈锥切，它是一个什么样的手术啊？

菲菲

对呀对呀，听起来好吓人呀！

阿谭医生

宫颈锥切是宫颈锥形切除术的简称，就是圆锥形地切除宫颈的一部分，完整地切除容易发生病变的宫颈柱状上皮和鳞状上皮的移行带（见下页图），然后做全面的病理检查，以确定宫颈病变的性质和严重程度。

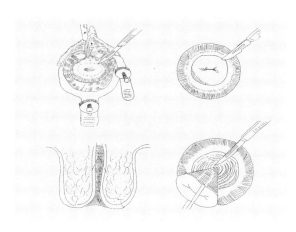

文静

这个手术很大吗?

小艾

不大，做得可快了。

没错，这个手术虽然不大，却是一种很有意义的手术，既有诊断作用，又有治疗作用，是宫颈癌二级防控策略中的一个关键手术。权威观点认为，一个医院开展锥切术的多少在某种程度上体现其对宫颈癌诊治的规范程度。

阿谭医生

大勇

哇!

菲菲

切除了宫颈会不会影响怀孕和性生活啊？怕怕……

阿谭医生

锥切所切除的宫颈大概占整个宫颈的1/4到1/3，不会影响以后的性生活，也不会影响怀孕。但由于宫颈的结构会受到一定破坏，所以可能会一定程度增加流产和早产的风险。有观点担心锥切后会引起宫颈内口机能不全，实际上一般切不了那么深。而且，与没有做过宫颈手术的人相比，锥切后的妇女在怀孕后会更小心一些，所以，总体上对流产和早产影响比较小。

小艾

阿谭医生，具体来讲哪些人需要做宫颈锥切呢?

阿谭医生

第一种情况昨天我们讲过，对于宫颈高级别病变，也就是CIN2~3，除非患者年轻，没有生育，且阴道镜检查满意，I型转化区，可做宫颈物理治疗（破坏性治疗）外，一般建议宫颈锥切。90%的CIN3患者通过宫颈锥切即可达到治愈目的。
第二种情况是阴道镜活检诊断宫颈原位癌，但不能排除有间质浸润。

第三种情况是阴道镜活检诊断有间质浸润，但浸润深度和宽度不清楚。我们之前讲到过，浸润深度和宽度与I期宫颈癌的精细分期有关，涉及不同的治疗选择。

还有一种情况就比较特殊，就是细胞学结果与阴道镜活检结果不符合。

菲菲

结果不符合？还有这种操作？

阿谭医生

的确有这种情况。细胞学检查为高级别鳞状上皮内病变，但阴道镜活检结果为低级别病变CIN1甚至炎症。一个说很坏，一个说不坏，这时就需要第三方，也就是宫颈锥切来判断了。

文静

CIN1！终于到了我大舅妈的问题了，我要好好记下来！

阿谭医生

很好。这就来回答你的问题。通常而言，如果活检结果为CIN1，同时阴道镜检查充分，为I型转化区。而且，如果此前的TCT检查结果为

ASCUS或者LSIL，也就是说，细胞学和阴道镜检查都提示病变不重。在这种情况下，是观察还是治疗就取决于患者是否有白带多、反复阴道炎、同房后出血等症状，如果没有，可以观察期待，因为65%的CIN1会自然痊愈。如果有症状，或者宫颈有糜烂样的外观表现，也可以做宫颈激光、微波或者冷冻等物理治疗。原则上，对于CIN1，不推荐做锥切。

小艾

阿谭老师，我一听原则上，就觉得有商量的余地。那什么情况下CIN1也要做锥切呢？

你猜对了！这就是刚刚说的那种情况，细胞学与阴道镜结果不符合！什么意思？当阴道镜活检报告为CIN1，但TCT检查结果为ASH，

阿谭医生

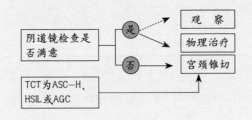

当阴道镜活检诊断为CIN1：

阴道镜检查是否满意 → 是 ⇢ 观察 / 物理治疗

阴道镜检查是否满意 → 否 → 宫颈锥切

TCT为ASC-H、HSIL或AGC → 宫颈锥切

HSIL甚至SCC，或者阴道镜检查时为II型或III型转化区，这种情况下的CIN1，就需要做锥切！

文静

哇，小小一个锥切，居然有这么多讲究。我大舅妈微信我了，说她的TCT是HSIL。

那请你告诉她，她应该去做锥切。

阿谭医生

文静

好的，她知道了，但她又给我发微信，问了我一大堆宫颈锥切的问题，问做哪种方式的锥切更好？

好的，我来回答她，但上午到此为止，下午继续谈宫颈锥切。

阿谭医生

下午 再说宫颈锥切

文静

阿谭老师，我大舅妈催我啦，您快讲讲做哪种
宫颈锥切更好吧！

阿谭医生

好的！宫颈锥切有好几种方法，包括传统的冷刀
锥切（CKC）、高频环形电圈刀宫颈环形电切
（LEEP）、激光锥切和普通电刀宫颈锥切等。

大勇

冷刀？切之前要把刀冷冻一下，然后切起来就
不疼了是吗？

阿谭医生

不是这样，所谓冷刀，就是用传统的手术刀来切割，它是相对LEEP刀、激光和电刀来说的，因为后面几种切割工具都要产生热量，而用手术刀切割并不产生热量，所以叫作冷刀。

菲菲

听说LEEP刀是一种更先进的锥切方式，是不是呢？

阿谭医生

是新的方式，但未必更先进。冷刀锥切术被认为是宫颈锥切的"金标准"，它的优点是可以一次性切除足够大的、完整的宫颈标本用于组织病理学诊断，边缘病变的切净率较高。而且，由于使用手术刀切除，没有热量，切缘组织不受电热反应的破坏，病理学家更容易判断边缘有没有病变。缺点是手术相对复杂，需要麻醉，需要在手术室进行，而且出血也比较多。

小艾

那LEEP刀有什么优势和劣势呢？

阿谭医生

LEEP刀的优势是操作相对简单，在门诊就可以做，一般都不需要麻醉。它是边切边凝，所以出血比较少，缺点是切缘容易遭到LEEP刀的电流破坏，从而影响病理诊断。另外，手术时间也较长。

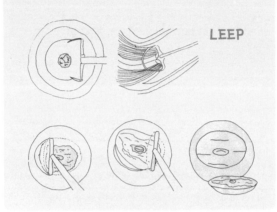

LEEP

大勇

怎么选择呢？是做冷刀，还是LEEP刀，我二婶也问了这个问题。

阿谭医生

其实，到底是做冷刀还是LEEP刀，没有绝对的标准。但通常认为，如果是CIN3，除非患者很年轻，需要生育，最好还是冷刀锥切。如果是宫颈原位癌不排除外浸润或者浸润深度不详，也建议做冷刀，目的是为了便于判断切缘，明确诊断。如果是CIN2，因为病变不重，切缘情况不是很重要，可以考虑做LEEP刀。回到文静大舅妈的情况，还是建议冷刀好一些。

文静

谢谢阿谭医生。但是大舅妈刚才还问，说她年龄不小了，不再生育了，能不能把子宫切了？更省事。

阿谭医生

你告诉你大舅妈，不能这样。有两个方面的原因：一方面，如果不进行干预，癌前病变经过较长时间（平均5～8年）后，部分患者会变成癌，但它毕竟不是癌！同时，宫颈病变说到底仍然是宫颈的问题，除非发展成晚期宫颈癌，一般不会累及子宫体，因此大多数情况下对宫颈进行锥切就足够了，没有必要切除子宫。国际上关于宫颈病变的权威指南认为，子宫切除不能作为CIN的首选治疗。

大勇

原来如此，那另一方面呢？

阿谭医生

另一方面，对于某些早期的宫颈癌（例如Ia1期、Ia2期或Ib1期），如果直接行子宫切除，术后病理检查结果发现为Ia1期宫颈癌，当然很幸运，因为全子宫切除刚好手术范围足够。但如果不幸是期别更晚的Ia2期或Ib1期，就很被动。因为这些情况下仅仅做全子宫切除是不够的，还要切除子宫旁有潜在转移可能的组织（即根治性子宫切除）。做补救手术非常困难，容易发生副损伤，如膀胱损伤和输尿管损伤。

文静

我明白了，我赶紧告诉她。哎，真是抱歉，她又问锥切后需要注意哪些问题？老师您能告诉我一下吗？

阿谭医生

这个问题比较小众，我就不在这里展开讲了。回头发你一篇文章，你转给你大舅妈，让她自己慢慢看。

124

附：宫颈锥切手术后需要注意哪些问题

宫颈锥切虽为小手术，但如果把握不好，仍可能出现问题。

一、残端出血

曾经有报告称其发生率高达30%。通过对手术操作步骤进行改进，目前发生率不到2%。早期出血多因创面电凝结痂脱落或结扎不紧，所以要求患者在宫颈锥切手术后早期少活动（而一般手术鼓励尽早活动）；术后2周左右出血多是因为缝线吸收、张力消失所致，创面感染也可引发或加重出血。对于锥切后出血患者，轻者（少于月经量）可观察并使用止血药物；重者需直视检查并寻找出血部位，压迫止血，必要时缝合。

二、创面感染

发生率5%左右。除了强调手术前检查阴道清洁度，治疗已经存在的阴道炎症外，术后还要适当使用抗生素。患者术后1周开始冲洗阴道，减少创面感染并促进愈合。起初可用一些药物稀释后冲洗，2周后用凉开水冲洗即可。市场上有专门的妇科冲洗器具，通常需要冲洗2~3个月，月经期不冲洗。

三、宫颈管狭窄

发生率大约4%。患者需要注意术后月经情况，如果出现经血不畅或腹痛，应及时就诊，必要时行宫颈管扩张术。

Day 8

第八天
宫颈癌的
初级防控

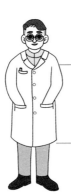

　　宫颈癌的一级防控策略除了接种宫颈癌疫苗（其实正规的叫法是人乳头瘤病毒疫苗）外，还有生活行为方式的调整。

上午 三说宫颈锥切

菲菲

阿谭医生，听了这几天的课，我对宫颈癌的二级防控已经了解得比一般人多得多了。但我还想问您一个问题，锥切后是不是就没有什么事了？

不是。锥切手术后过一段时间，你会取到病理报告，找医生解读，这就涉及锥切后的处理策略。这的确是医生的事儿，我们可以不管。但是，既然大家都听了几天的课，不妨深入了解一下。

阿谭医生

文静

是啊，这可是癌！我们不但要知其然，还要知其所以然。

这个认识值得表扬。锥切后的处理策略主要基于锥切病理，同时参考阴道镜结果，并结合患者年龄、生育要求、切缘情况、随诊条件、社会因素等综合考虑。

阿谭医生

大勇

这么复杂，我看还是算了，这有些挑战智商啊。

阿谭医生

没那么严重，就是看起来复杂点儿而已。通常而言，可以把锥切报告分为4类：CIN2及更轻的病变，CIN3和原位癌，宫颈癌Ia1期，宫颈癌Ia2期和Ib1期。

菲菲

Ia1、Ia2、Ib1？都是些什么鬼？

小艾

我说，阿谭老师曾经讲过，你都忘啦？

菲菲

哦哦哦，我想起来了，那次因为听不懂我就溜号去冲速溶咖啡了。

没关系，重复一下也是应该的，因为重复是强调的不二法宝，"重要的事情说三遍"。而且，这也显示了锥切的重要性，因为它们之间的差别就是在肿瘤浸润的深度和宽度方面，而深度和宽度的测量是通过对锥切后的标本进行切片之后，通过显微镜测量得来的。

阿谭医生

到底怎么区分呢？

小艾

再来看看这张图。所谓Ia1期，就是肿瘤细胞突破基底膜进入间质后，深度不超过3毫米（含），宽度不超过7毫米（含）。而Ia2期，就是深度超过3毫米但不超过5毫米（含），宽度不超过7毫米（含）。而Ib1就是深度超过5毫米，或者宽度超过7毫米。这就是锥切所能诊断出来的最严重程度的病变了。

阿谭医生

不对啊老师，不是还有Ib2，II期，III期和IV期吗？

小艾

当然有，但对于这些肉眼就能看见的病变，就不需要做阴道镜检查了，也一般不需要进行锥切了，直接取一块组织活检就行了。比如，前面所说的浸润深度超过5毫米，宽度超过7毫米称为显微镜下的Ib1，如果肉眼就能看见肿瘤，但直径不超过4厘米，也是Ib1。

阿谭医生

小艾

记住了！对这些不同的情况，该如何处理呢？

大勇

……我是谁？我在哪儿？他们说的我怎么一个字都听不懂……

文静

我竟然难得地跟你产生了共鸣……

菲菲

我……哎，不说了……都是泪。

我们分解来看。如果锥切病理报告是局灶CIN3（也就是一两个点有CIN3）、CIN2或者更轻的病变，绝大部分病人定期复查随诊就行了。

阿谭医生

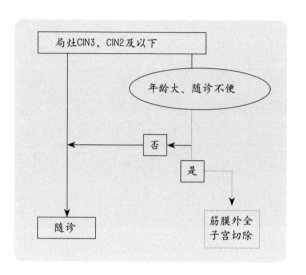

局灶CIN3、CIN2及以下

年龄大、随诊不便

否 ← 是

随诊

筋膜外全子宫切除

怎么随诊？讲点儿我们能听懂的吧！

大勇

阿谭医生

你别着急，我后面会讲。如果是广泛的CIN3、原位癌（侵犯宫颈上皮全层但没有突破基底膜进入间质），如果患者切缘干净，也就是说病变被完全切净了，定期复查随诊就行。对于有生育要求的患者，可以在手术后6个月开始备孕。

如果患者无生育要求、恐癌心理重、随诊条件差，也可以考虑做全子宫切除，这样宫颈及其病变就完全被切除了。但要提醒患者，阴道残端仍然有感染HPV和发生病变的可能。

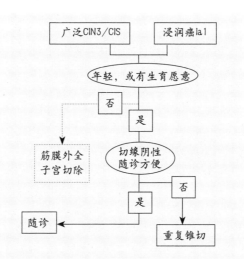

小艾

还没有说到癌！那对于Ia1期的宫颈呢？

阿谭医生

由于已经是癌了，尽管很早，也有复发和转移的可能，除非患者年轻、有生育要求，最安全的建议是进行全子宫切除。但如果患者年轻、有生育要求，就要慎重考虑了。如果切缘干净，而且没有淋巴血管间隙受累，那就让患者随诊，术后6个月开始备孕，等生育完毕后再检查，再定方案。

小艾

如果切缘不干净或者有淋巴血管间隙受累怎么办呢？

133

阿谭医生

那就要重复锥切。如果有淋巴血管间隙受累，病情就要上调一档，不仅要重复锥切，还可能要切除盆腔淋巴结。

小艾

对于更严重的Ia2期和Ib1期呢？

阿谭医生

这就比较麻烦了。通常建议做广泛子宫切除，也称为根治性子宫切除。除了切除发生病变的宫颈，连带切除子宫外，还要切除可能发生转移的子宫旁组织和盆腔淋巴结甚至位置更高的腹主动脉旁淋巴结。如果患者的年龄大或者有严重的内科合并症，也可以去放疗。

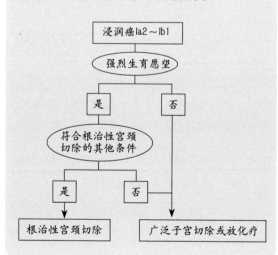

小艾

可是老师，这不是宫颈癌第三级防控的内容吗？

阿谭医生

说得不错。对宫颈癌的处理已经属于三级防控的内容，已经超出二级防控的范围了。好了，我打住！

文静

等等，老师，您还没有回答我的问题呢，您说的随诊，要多久一次呢？我大舅妈又问了！

阿谭医生

很好，这个问题值得讲。我们一般遵循美国国家癌症综合网络的推荐。手术后的第一年，每三个月查一次。如果正常，第二年，每半年复查一次。如果正常，第三年以后，每年查一次，至少坚持20年，或者说没有年龄上限。

文静

那每次都要检查些什么项目呢？

术后3个月第一次复查，只查TCT就行了。术后半年复查的时候，要查TCT和HPV。术后9个月，只查TCT，术后一年及以后，每次都查TCT和HPV。如果有异常，可以做阴道镜检查及活检。

关于宫颈癌的二级防控，我们就讲到这里，下午开始讲一级防控。这两天太累了，从下午开始，就比较轻松了。

阿谭医生

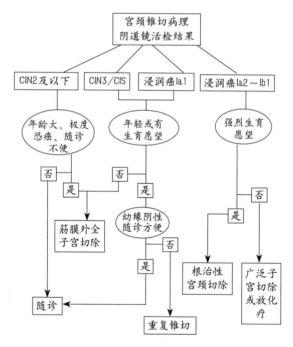

宫颈锥切后处理参考流程

下午 宫颈癌的第一道防线之生活方式调整

菲菲

阿谭医生，您说下午开始讲阻击宫颈癌的第一道防线，指的就是最近炒得很热的宫颈癌疫苗吧？

不完全！宫颈癌的一级防控策略除了接种宫颈癌疫苗（其实正规的叫法是人乳头瘤病毒疫苗）外，还有生活行为方式的调整。

阿谭医生

大勇

生活方式的调整，怎么调整啊？不抽烟，不酗酒，不吸毒？撸铁，暴走，跳广场舞？

阿谭医生

你别笑，真包括这些！前面我们讲过，很多疾病尤其是传染性疾病都是外界病原体与人体免疫防御系统相博弈的结果。吸烟、酗酒、吸毒、熬夜等不良的生活行为会损害人的免疫防御功能，促进疾病的发展。尤其是熬夜，现在年轻人普遍熬夜。对于女性，熬夜除了伤害免疫功能外，还会损伤卵巢功能，引起月经不调，排卵异常，甚至引发多囊卵巢综合征等疾病。

小艾

熬夜这么可怕？可我一个医学生怎么可能不熬夜！

阿谭医生

你最好还是戒掉熬夜吧。其实，进入信息时代后，尤其是进入手机时代后，很多人熬夜并不是在工作，而是在手机上游荡，在批阅朋友圈、点赞、评论、聊天，看完一圈又一圈，结果睡得就晚了，是不是这样？

大勇

阿谭医生，您是不是在偷窥我的生活！

阿谭医生

哈哈。生活方式的调整除了戒掉不良嗜好和习惯，加强锻炼外，更重要的是让我们自己减少和HPV接触的机会。

文静

我知道，就是要洁身自爱，保持固定的性伙伴，避免多个性伴侣和性乱，是不是?

阿谭医生

洁身自爱说起来容易，做起来困难。换成诗意的话就是：理想很丰满，现实很骨感。为什么呢?

因为，到达一定生理年龄之后，在日益高涨的激素的冲击之下，在越来越浓的声色光影的诱惑之下，在不断膨胀的自我解放的鼓噪之下，男女之间发生特殊故事的可能性就增加了。情不自禁，情有可原。

大勇

哈哈哈哈……@菲菲

阿谭医生

是的，这也是人性。但女生们必须知道，对于男女双方而言，虽然特殊故事带给双方的愉悦是相似的，后果却是有所不同，尤其是在无保护的情况下。女生除了要承担意外怀孕的风险外，感染HIV的可能性也要高于男生，并且要独自承受HPV感染及其导致的严重后果——宫颈癌。

菲菲

男生就不会感染HPV吗?

大勇

? ? ?

阿谭医生

是的，男人也会感染HPV，但是由于他们的解剖生理结构与女生不同，病毒很难在他们的"身子"上长期存留，不太容易引起疾病，除非是那些一辈子只洗一两次澡，或者每天都不洗就睡的男人。

可以这么比喻，在HPV的传播过程中，男生起到的是"击鼓传花"和"蜻蜓点水"的作用。

大勇

不对呀！阿谭老师，网上说美国影星迈克尔·道格拉斯说他之所以得上喉癌是因为替女生服务时"咬"来了病毒。

阿谭医生

你在这方面倒是知识渊博，哈哈。是的，凡事都有例外，我们就不讨论了。在老祖宗"食色，性也"的教导下，在新人类放飞自我的鼓励下，想让这种故事不发生，创意很好，但可行性差。不如退而求其次，把希望寄托在一种特殊的"玩具"身上。

大勇

玩具？！我明白了，在"玩乐"中使用的器具，安全套！是吗？

阿谭医生

是的！已经证明，避孕套除了可以有效避孕之外，还能很大程度上防止HIV，一定程度上防止HPV。该"玩具"适用于特殊人群，也适用于普通人群。

文静

特殊人群？普通人群？

阿谭医生

是的，曾经有一个专家问，HIV和HPV在什么样的人群中更容易传播？是阿姆斯特丹运河边上的特殊工作者，还是办公室的白领、金领？

菲菲

那还用说，傻子都知道，是特殊工作者！

阿谭医生

未必！请体会下面这段话：在前者，在特殊行业中，通常会严格坚持"ISO9001标准——无T不欢"，这是红线，因为双方都知道危险。在后者，在普通人群中却没有"行业标准"，双方都默认对方是健康的，很大概率是安全的，不知道危险就在身边。

菲菲

是啊，前段时间网上说有染病后报复社会的人，那岂不是就更危险了？

阿谭医生

是的。既然知道天下没有免费的午餐，就更应该知道没有免费的"晚宴"。危险和安全，没有绝对，只有相对。

文静

阿谭老师，您能给女生几句勉励吗？最好诗意一点儿。

阿谭医生

爱爱，可以有。

套套，必须有。

可以防艾——艾滋病。

可以防癌——宫颈癌。

如果，

男生说——

隔一层，隔千里！

你就回——

隔你妹！

这不是爆粗，

是请他，

像用对待亲妹妹一样的感情，

爱护你！

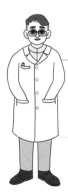

Day ♀

第九天
人乳头瘤病毒疫苗是如何诞生的

人乳头瘤病毒疫苗的诞生，背后有一段非常曲折的故事。而说到宫颈癌疫苗的故事，不得不再次提到我们在之前讲过的楚尔·豪森。

上午 人乳头瘤病毒疫苗的诞生

菲菲

> 阿谭医生，昨天您说要讲人乳头瘤病毒疫苗的故事，结果歪楼了，今天总该给我们讲了吧？

阿谭医生

> 没问题！说到宫颈癌疫苗的故事，不得不再次提到我们在第3天时讲到的楚尔·豪森先生。20世纪80年代，确切地说是1984年，豪森成为德国癌症研究中心主管后，曾多次游说德国的制药企业，希望一起研制HPV疫苗。豪森说，HPV的结构简单，研制疫苗的成功率大。

大勇

> 翻译成中文就是——"土豪，我们一起做朋友吧！"哈哈哈哈……

差不太多，也就是你们出钱，我出力的意思。但这些制药企业不以为然，拒绝了豪森的邀请，说世界上还有更重要的问题亟待解决。也是啊，那个时候，豪森提出的HPV是宫颈癌的致病元凶的理论还没有得到学术界承认，有哪个制药公司愿意在没有把握的事情上投入大把银子呢？只是历史跟这些公司开了一个大大的玩笑，这些公司后来需要研制和服用一种特殊药物。

阿谭医生

文静

什么药？

就是这个！每天三次，一次三片。
是啊，还有什么比人类历史上第一支接近真正意义上的癌症疫苗——HPV疫苗——更让人激动人心的呢？

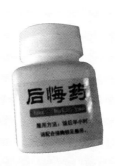

阿谭医生

大勇

哈哈哈哈哈……

小艾

那倒也是，后来这几家公司投入研制HPV疫苗了吗？

阿谭医生

应该没有！所幸世界上总有眼光高远的科学家和机构，他们开始了HPV疫苗的研究。在HPV疫苗的研发历史上，我们需要记住这两个人。左边是澳大利亚学者弗雷泽教授，右边是中国学者周健博士。他们在20世纪90年代末已经研制成功了HPV疫苗。2012年，弗雷泽教授是年度诺贝尔奖呼声最高的人物，甚至没有之一。然而，历史再次让人意外，当年的诺贝尔奖获得者并没有他，几年过去了，依然没有。

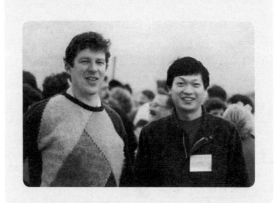

菲菲

煮熟的鸭子飞了，好遗憾啊！

还有更遗憾的！右边这位周健博士，在疫苗研制成功不久后就英年早逝，年仅42岁。周健博士是浙江温州人，现在温州医科大学校园内有他的雕像……

阿谭医生

文静

天妒英才！那HPV疫苗到底是什么时候进入市场的？

第一个被开发出来的宫颈癌疫苗是单纯针对HPV16感染的疫苗。1998年，一个具有里程碑意义的试验启动了，结果证实该疫苗可以有效预防与HPV16感染相关的病变，后续研究显示保护时间长达9.5年。遗憾的是，也许是因为针对的病毒太单一了，该疫苗没有获准上市，很快就被人们淡忘了。成王败寇，这就是历史！

阿谭医生

大勇

成者为王的是谁呢？

阿谭医生

2004年11月，葛兰素史克（GSK）的HPV疫苗研究小组发表了其对抗HPV感染的疫苗的3年研究结果。他们在《柳叶刀》（*The Lancet*）杂志发表文章报告说，该疫苗对抗HPV16和HPV18的有效率达100%，号召研究者们进行长期随诊以证实该疫苗能够预防宫颈癌的发生。他们说，越来越多的证据显示该疫苗是高度有效的，而且安全性高、耐受性好。这种2价疫苗后来被注册为Cervarix（希瑞适）。有意思的是，它并不是世界上第一个获准上市的HPV疫苗。

大勇

为什么呢？

阿谭医生

因为半年之后，在2005年5月于温哥华举行的22届国际乳头瘤大会上，默克默沙东公司的团队报告称，他们开发的抗HPV16，HPV18，HPV6，HPV11的4价疫苗，预防这几种病毒感染的有效性达90%以上。2006年，美国食品与药品监督管理局（FDA）批准了4价疫苗的上市，商品名为Gardasil（佳达修），成为第一个获准上市的HPV疫苗。

文静

咦？4价居然后发先至，为什么呢？

这我就不知道了。大概只有天知地知。我只能提供这样一个信息供参考：葛兰素是英国的，默沙东是美国的，钓鱼岛是中国的！

阿谭医生

大勇

好吧，老师，您赢了，我懂了！科学是无国界的，但科学家是有国界的。

的确是有些硝烟的味道。2007年，欧洲批准了GSK公司的2价疫苗希瑞适进入欧洲市场。2009年，美国终于批准了希瑞适进入美国市场。

2016年7月，中国食品与药品管理局批准了2价疫苗"Cervarix（希瑞适）"进入中国市场。

2017年6月，中国食品与药品管理局批准了4价疫苗"Gardasil（佳达修）"进入中国市场。

2018年4月底，中国食品与药品管理局批准了9价疫苗"Gardasil-9（佳达修-9）"进入中国市场！

阿谭医生

菲菲

哇喔！我们也可以打上疫苗啦！

阿谭医生

没错！接下来的时间里，我们就来聊聊对抗宫颈癌的第一道防线的主力——人乳头瘤病毒疫苗。

下午 一问人乳头瘤病毒疫苗

菲菲

阿谭医生，说到HPV疫苗，现在我们有多少种HPV疫苗可以选呀？

阿谭医生

世界各国正在研究的HPV疫苗有N多种（100+），但目前站到台前的，只有三名成员，分别是：2价疫苗、4价疫苗和9价疫苗。所谓的"价"，代表的是疫苗可预防的病毒种类数。

文静

昨天说的希瑞适是2价，佳达修是4价，对吧？

153

阿谭医生

对，2价疫苗（希瑞适，Cervarix）可以预防HPV16和HPV18型病毒感染。对于宫颈癌的预防来说，这的确是雪中送炭，因为，超过70%的宫颈癌都是由这两种类型的HPV引起的！

4价疫苗（佳达修，Gardasil）可以预防6、11、16、18型HPV感染。应该说，4价疫苗是雪中送炭基础上的锦上添花，尽管HPV6和HPV11不属于宫颈癌高危型HPV病毒，但它们可以引起外阴尖锐湿疣，患病也很让人难堪。

菲菲

那9价疫苗呢？

小艾

哎，这个也讲过，你怎么又忘了！

阿谭医生

没关系，重要的事情可以多说两遍。9价疫苗是佳达修-9（Gardasil-9），针对HPV6、11、16、18、31、33、45、52、58九种亚型，能预防90%的宫颈癌。至于怎么记忆，我在第2天的下午已经讲过了，可以爬楼去看。

154

文静

阿谭老师，什么年龄接种HPV疫苗最好呢？我还来得及接种吗？

理论上，HPV疫苗接种最好是在女性有第一次实质性性接触之前，所以最佳开始接种年龄是11～12岁。因为在这个年龄，女孩有了第一次月经，男孩有了第一次遗精，开始春心萌动，到了容易发生故事的年龄了。

阿谭医生

菲菲

前面讲的几种疫苗的接种年龄有区别吗？

有区别，2价疫苗希瑞适刚刚进入中国市场的时候，推荐的接种年龄是9～26岁的女孩。2018年5月28日之后，年龄范围扩大为9～45岁。

阿谭医生

菲菲

那4价疫苗的推荐接种年龄是多少岁呢？

目前4价疫苗佳达修的推荐接种年龄是20～45岁。

阿谭医生

菲菲

9价疫苗呢？

目前中国批准的9价疫苗的推荐接种年龄是16～26岁。

阿谭医生

菲菲

哎呀，这接种年龄的规定为什么这么奇葩呢？

不得而知。能够公开的信息是，对于任何舶来品，也就是国外任何药物包括疫苗，不能说在外国人身上有用就有用，必须要在中国人身上重新做试验验证，然后才能在中国人身上使用。这是对国人的生命和健康负责的表现，值得点赞。当然，有利就有弊，这可能会让中国人用上先进药物包括疫苗的时间比外国人晚，短则数月，长则数年，比如HPV疫苗，就差不多晚了10年。

阿谭医生

文静

老师，那您还是没有回答我为什么接种年龄会有这样的规定啊！

哎，答案就在前面这段话啊！这些疫苗进入中国市场之前，要在中国重新进行试验，目前得到的数据就是这些年龄段的数据，所以说明书中就只能推荐这个年龄段了。

阿谭医生

文静

如果超过了这个年龄段，还能接种吗？

菲菲

对呀对呀，您还没回答我呢。

严格按说明书中提示的年龄接种吧。这涉及风险和责任问题，地球人都懂。即使你找你的医生朋友凭关系超年龄接种，接种好了没事儿，如果接种出现问题了，他的饭碗就可能会丢掉，朋友也做不成了，所以还是不要去麻烦你的医生朋友了。

阿谭医生

菲菲

阿谭医生，我想问一个问题。HPV疫苗是挺好的，但我自己很洁身自爱，据我男票说他也很洁身自爱，我们这辈子本来可能不会沾染上HPV，不打也没事，要是打了反而感染上HPV怎么办？有这种可能吗？

你的担心是可以理解的，因为很多疫苗是经过人工处理的弱毒性病原体，也就是说相当于已经"缴械"的病原体，再将其推入"战场"，一来可以引起免疫系统的注意，轻松将其绞杀；二来免疫系统会长期关注该病原体。
但HPV疫苗是利用病毒上的一种特别的蛋白质外壳（称衣壳蛋白），来引发人体的免疫力。疫苗本身不是病毒，是蛋白，自然没有病毒的功能，不会造成病毒感染。

阿谭医生

菲菲

抱歉！老师，我有点儿没有听懂，能"翻译"一下吗？

可以这样打比方，HPV疫苗相当于一只披着狼皮的羊，当它冲入羊群后，会引起羊群的反应，调动羊群抗击敌人，但这个披着狼皮的羊本身并不会叼羊。

阿谭医生

菲菲

这下我懂了，但是我还是有点儿担心，HPV疫苗会不会有什么副作用啊？

阿谭医生

你的担心是有道理的。可以说，任何药物都有作用和副作用，两者之间甚至可以相互转换。说到这里，我想到一个很有趣的故事，我最初是从《北京晚报》上看来的。

大勇

有故事，太好了，什么蛋白啊，病毒外壳啊，怪难懂的！

阿谭医生

尼克·特瑞德医生是辉瑞制药公司的一名研究人员，1991年4月的一天，在英国肯特郡海边小镇三维治的研究中心，他将宣布一个让他和同道们难以接受的事实，他们为之奋斗了10年的心血管治疗药物研发项目，将要以失败告终，原因是他们研制的药物"西地那非"对循环系统的作用非常有限。

在研究中心的会议室里，特瑞德医生向在座的受试者表示感谢，他要求受试者将剩余的西地那非退回。会场一片沉寂，似乎没有人愿意做出回答。

大勇

这里的确有故事啊！

阿谭医生

特瑞德也疑惑不解。突然，一位72岁的受试者站起来大声说："我们不在乎是否进行试验，但我们希望继续得到这种药。虽然它对我的心脏不起作用，但它对我这儿起作用。"这位老人说着指向自己的两腿之间。人群中随之爆发出一阵哄笑。

大勇

哈哈哈，这哪像是科学实验，完全是段子啊。

阿谭医生

是啊，对于严肃的科学实验而言，这是很少发生的滑稽场面。但特瑞德激动不已，他经过了一夜的思考，第二天十分肯定地对他的同事说："我们已经触动了一根敏感的神经，我们正面临着一项很可能相当了不起的发现。我们知道西地那非的药理作用是使肌肉松弛，扩张血管，加快血液流动，但这种作用却发生在了不该发生的地方。西地那非作用的器官可能不是心脏动脉，而是阴茎海绵体。"

大勇

这就叫墙里开花墙外香吧？不是，应该叫"有心栽花花不发，无心插柳柳成荫"才对！

文静

喂！别贫！

阿谭医生

意思其实差不多。特瑞德很快将西地那非的"副作用"写成简报上报辉瑞英国公司总裁，希望继续对这种"副作用"进行调查。这一请求立即得到批准。

特瑞德小组经过3年的试验，结果让辉瑞的科学家们欣喜若狂。来自世界各地的验证结果表明，西地那非在治疗勃起功能障碍方面的总有效率为78%，而当时其他药物的有效率最高只有20%。他们将这一神奇的药物取名为VIAGRA（万艾可）。

文静

为什么叫这个名字呢？

阿谭医生

这个名字易记、响亮而又意味深长，它来自Vigor（活力）和Niagm（尼亚加拉大瀑布）两个词，意为"精力如澎湃的瀑布"。

大勇

虽然是男人的福音，可老师跑得有点儿远啊！HPV疫苗到底有哪些副作用呢？

阿谭医生

HPV疫苗出现严重副作用的案例极少，常见症状通常很轻微，如注射部位出现红疹、肿胀及疼痛。其他副作用包括：发烧、恶心、晕眩，肌肉无力及麻痹；极端不良事件的发生率就更低了。所以，与所有疫苗一样，应该是利大于弊。

菲菲

老师，您如何看待前段时间网上的一篇文章呢？文章说HPV疫苗已经让300多人死亡，2000多人致残。

阿谭医生

后来辟谣了。这篇文章是谣言，它来源于一篇瑞典学者的文章，这篇文章发表在《印度医学伦理学杂志》。文章发表一周之后，编辑才发现文章是以编撰的名字和编撰的单位发表的，这在学术文章的发表上是不被允许的，所以他们很快撤掉了这篇文章，但负面影响已经出来了，是撤不回去的。实际上，常识会告诉我们，这篇文章是谣言。

小艾

为什么呢？

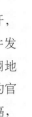

常识很重要。常识告诉我们，遇到火要躲开，遇到水要避开。如果真有那么多不良事件发生，生产疫苗的这两家公司不被告得天翻地覆、老本赔光才怪。你们知道滑石粉致癌的官司吗？一名长期用爽身粉的妇女患了卵巢癌，由于病理医生在卵巢癌中发现滑石粉的成分，这名妇女就将生产滑石粉的公司告得头破血流，现在还没有结案呢！

阿谭医生

也是啊，那为什么有人会造谣夸大HPV疫苗的副作用呢？

大勇

自从疫苗诞生之日起，就有反疫苗人士的存在。因为疫苗通常是用来对抗传染病的，包括黑死病、麻风、肝炎等，但有的反疫苗人士认为，疾病是上帝对人的惩罚，是人们不敬上帝，行为不当所致，对科学的东西很抵触。

其实，我们可以用现代交通来类比疫苗。飞机、高铁、高速公路给我们的出行带来了方便，让我们今天可以在这里聊天，明天就可以到伦敦去喂鸽子，或者去纽约时代广场喝咖啡。但是，你时不时会看到或听到交通事故新闻，比如马航，比如火车脱轨，比如连环追

阿谭医生

尾……你不能因为担心交通事故，就走着去伦敦或者纽约，是不是？

文静

原来如此！副作用问题真的吓住了不少人啊。我有个问题……

哎，今天就别问了。先休息吧，明天再说。

阿谭医生

第十天
宫颈癌疫苗
一网打尽

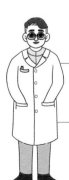

逐一解答公众关心的HPV疫苗的接种问题。

上午　再问人乳头瘤病毒疫苗

文静

阿谭医生，我昨天想问的是，HPV疫苗要打几针呀？是一针就灵吗？

阿谭医生

哪里会这么神奇！和其他疫苗一样，也有初种和补种的过程。无论是2价、4价还是9价疫苗，都是推荐接种3针。

菲菲

3针？这么麻烦！是打屁股上吗？

阿谭医生

一般不打屁股上，而是在上臂接种。对于2价疫苗希瑞适，如果今天（0个月）打第一针，那就1个月打第二针，6个月打第三针。对于4价疫苗佳达修和9价疫苗佳达修-9，如果今天（0个月多）打第一针，那就2个月打第二针，6个月打第3针。

小艾

有一个问题，如果第三针6个月的时候没有打上，最晚可以推迟到什么时候打呢？

阿谭医生

最好还是按时去打吧。但如果因为种种原因，比如前段时间香港出现了那种第一针、第二针打完后第三针缺货的情况，可以适当推迟第三针，但最好不要超过12个月。因为研究资料表明，超过12个月再打第三针，增加的效果就有限了。

文静

既然如此，那可不可以只打两针，或者只打一针？

菲菲

是啊，是啊，或者我和闺密一起去，一针每人分一半呢？

阿谭医生

脑洞好大！这让我想起一个故事，是我从泌尿科同行那里听来的，你们愿意听吗？

大勇

当然！

阿谭医生

还记得昨天提到的那种男人的神药——万艾可吗？它的效果的确不错，但价格也比较昂贵。据说一哥们儿第一次吃了一片，结果效果不错。第二次他就开始节约，只吃了半片，发现效果依然不错。第三次他只吃了半片的半片，结果显示效果依然不错！神了吧？！泌尿科同行开玩笑说，下次需要时，他只要带着万艾可，或者用鼻子闻一下，也许就能达到需要的效果！因为，男性的勃起障碍，80%源于心理因素。

文静

那HPV疫苗会有这样的情况吗？

阿谭医生

HPV疫苗不会这么神奇，不可能出现这种情况。至于接种两针是否可以，2012年世界卫生组织的一项报告表明，由于HPV疫苗毕竟较贵，为了减少卫生花费，在不发达的国家和地区，探索发现只注射两针的效果也是不错的。所以可以这么说，HPV疫苗接种，至少两针，最好三针！我国上市的疫苗说明书仍是采用3剂免疫接种程序。

菲菲

我明白了。不过，老师，刚才闺密来微信问接种疫苗后是不是马上就能起效呢?

阿谭医生

抱歉，告诉你闺密，恐怕不能！因为HPV疫苗不是麻醉药，也不是止疼药，没有立竿见影的效果。既然让你6个月内接种三针，那就老老实实接种完三针之后再说。数据表明，接种第一针疫苗7个月后，才能抵抗病毒感染。

大勇

男的能接种HPV疫苗吗?

阿谭医生

男人在HPV的传播中有重要的"击鼓传花"的作用。因此，理论上对男童进行HPV疫苗接种，可以减少HPV的传播。

大勇

那到底是能还是不能啊?

阿谭医生

考虑到投入收益比,大部分国家及世界卫生组织的官方文件,尚未推荐男性接种疫苗。但澳大利亚例外,男孩也免费接种。

尽管理论上男性接种HPV疫苗有用,但目前还没有明确证据显示男性接种HPV疫苗对女性宫颈癌的预防有多大作用,倒是可以预防生殖器疣(一种由HPV引发的性病),而这种病不会死人,但可以让乱性的家伙们有所顾忌。

大勇

这不是重女轻男吗?

阿谭医生

就是应该重女轻男啊,你看,同样是HPV感染,女性可以发生宫颈癌,而男性通常不会引发生殖器癌症。所以,HPV疫苗的接种是有优先等级的。首先是女孩,尤其是9~14岁的女孩,最应该受保护的是她们;其次是男孩子;然后是成年女性;最后才是成年男性。

小艾

但是据我所知，现在接种HPV疫苗的多半都是成年女性，父母让女儿接种的并不多啊！

你说得不错，这不正常，可能和国情及传统有关。在中国父母的眼中，自家女儿都是乖乖女，甚至有的女中学生都怀孕了甚至宫外孕了，家长还不相信，还会指责医生说谎。所以，父母认为自家的乖女儿不会接触男人，也不会感染HPV，没有接种的必要。而且，他们对疫苗的副作用也很担心。这需要我们去宣传，去改变他们的观念。

阿谭医生

菲菲

阿谭老师，我弱弱地问一下，假如有性生活，还可以接种吗？

在疫苗研发阶段，为了"纯洁"研究队伍，也为了方便统计学家偷懒，更为了效果图漂亮，一般要求受试者没有性生活史，才可接种疫苗。但目前认为，即使有过性生活，照样可以接种疫苗。

阿谭医生

文静

那为什么以前说最好在没有性生活的时候接种HPV疫苗?

阿谭医生

因为女性有性生活后，被HPV感染的机会急剧增加。如果给这些女性接种疫苗，对分析结果的研究者而言，"不太好算"，对国家而言，则"不太合算"。因为，从宏观层面，需要用最少的钱办最大的事儿，好钢要用在刀刃上，是不是?

但是请注意，只是不太合算，而并非没有医学价值。如果是自己掏钱接种，可以不考虑经济效益。

也就是说，即使有了性行为，也可以接种疫苗。当然，如果终生不打算有性生活，而且能说到做到，那接种HPV疫苗的必要性也不大。

大勇

哇!我刚收到一个消息，说路差不多修好了，明天我们就可以离开了。

大勇

可是我还有好多问题。

我们还有一下午呢。

阿谭医生

三问人乳头瘤病毒疫苗

小艾

阿谭老师，听到现在，我知道接种HPV疫苗非常重要，但是在怀孕和哺乳期间，能接种吗？

阿谭医生

答案是不得而知！从伦理上，不可能在孕妇和哺乳妇女中进行任何药物试验，HPV疫苗也是如此，所以目前没有相关数据。因此，不推荐孕妇和哺乳妇女接种宫颈癌疫苗。

小艾

但是，如果接种疫苗之后怀孕了怎么办？我小姑40岁了，折腾了几年也没有怀上小孩。上个月她拉着小姑父陪她去澳大利亚接种疫苗，结果可能是山好水好心情好，回来发现怀孕了，

小艾

她很纠结，问我是不是要把小孩打掉？

阿谭医生

告诉她，没有必要那么纠结。因为从临床实际的情况来看，目前没有发现疫苗对胎儿有不利影响。所以如果在疫苗接种的6个月内或者更短的时间意外怀孕，可以严密观察继续怀孕。但是，如果后面的一针或两针没有打完，也不建议继续打。

文静

接种HPV疫苗之前需要进行HPV检测吗？

阿谭医生

说明书上没有要求你在接种之前出示HPV阴性的化验报告单。这是考虑到HPV可以反复感染，所以接种前无须检测体内有无HPV感染。
但是从医生角度来说，我认为如果你结婚了或者有过较长的性生活史，同时以前没有接受过宫颈癌筛查，我建议最好在接种前进行HPV检测。

菲菲

为什么呢?

阿谭医生

因为HPV检测和宫颈液基细胞学检查属于宫颈癌的二级防控措施,而疫苗接种属于一级防控措施,两者不是一个防御水平。如果进行TCT和HPV检测后发现问题,比如已经造成了宫颈病变,治疗当前的病变才是最主要的问题,接种疫苗预防是以后的事儿。极端一点儿,如果你不做检测,说不定接种疫苗的时候宫颈上面已经有癌前病变,甚至大块的肿瘤了,这个时候注射疫苗当然也没有用处了。

小艾

阿谭医生,您刚才说的我懂了,如果一个患者曾经感染过HPV,还造成了宫颈病变,但是已经治好了,她还可以接种HPV疫苗吗?

阿谭医生

答案是可以的!2012年韩国的研究显示,HPV感染或由此引发的宫颈病变治愈后,进行HPV疫苗接种可以减少疾病的复发率。尤其是目前的疫苗能预防的几类HPV病毒之前没有感染过,接种还是有好处的。这是临床实践的结果。

小艾

原来如此，但是这个说法有理论依据吗？

大勇

用事实说话，焦点访谈……

菲菲

喂！说正事儿呢！

阿谭医生

理论依据也是有的。人体自然感染HPV后，抵抗病毒的体系是细胞免疫，主要在宫颈局部起作用，产生的抗体（对抗病毒的物质）水平很低，不足以对抗病毒的再次进攻。而疫苗是肌肉注射，会引发人体产生强烈有效的全身免疫反应，产生的抗体的滴度是自然感染的40倍以上，这样就可以防止病毒的感染。
打个比方，你感冒后可能再次感冒，但打了流感疫苗后，就可以对付同样型别的流感病毒了。

菲菲

阿谭老师，既然HPV疫苗这么好，接种疫苗后还需要接受筛查吗？

阿谭医生

很遗憾，并不能"一针了之"！无论接种2价疫苗、4价疫苗还是9价疫苗，接种疫苗后仍然需要定期筛查。

菲菲

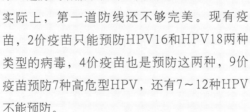

为什么呀？多麻烦呀……您不是说接种后就有抵抗力了吗？

阿谭医生

重要的事情说三遍！接种宫颈癌疫苗属于一级防控（治未病），而筛查属于二级防控（治初病或欲病），对宫颈癌的诊治属于三级防控（治已病）。不能因为第一道防线不错，就把第二道防线给撤了，那一定会吃大亏。

实际上，第一道防线还不够完美。现有疫苗，2价疫苗只能预防HPV16和HPV18两种类型的病毒，4价疫苗也是预防这两种，9价疫苗预防7种高危型HPV，还有7~12种HPV不能预防。

另一方面，尽管目前世界卫生组织确定了14种高危型HPV，但实际上可能还有第15种、第16种和更多种高危型HPV还在等待鉴定的路上，当然也不会有针对性的疫苗了。

文静

接种HPV疫苗后能管多少年呢？是像有个基因公司老总说的那样，5年、10年之后要重新接种吗？

到底注射HPV疫苗后免疫保护能维持多少年，目前还不完全清楚。HPV疫苗是2007年上市的，2012年的研究显示，接种之后5年的保护能力没有问题。

阿谭医生

文静

那10年呢？能管10年吗？

应该可以。2017年，来自哥伦比亚和北欧的研究显示，接种后10年的保护能力也没有问题的。数学家根据这些数据建立了一个数学模型，显示接种后20年甚至50年的保护能力也没有问题。因此可以这么说，接种后保护能力维持10年是一个结论，而50年是一个推论，正确与否，需要时间检验。

阿谭医生

菲菲

阿谭医生，注射HPV疫苗需要多少钱？

按照香港HPV疫苗注射的价格，目前完成3针接种需要3000港币左右（相当于人民币2600元左右），不算太贵。而三年前的价格是现在的三倍。可以预计，价格还会进一步下降。
内地的2价疫苗希瑞适和4价疫苗佳达修虽然有"出厂指导价"，但最后到每个接种点，由于冷链储存运输、人员成本等差异，价格可能会不太一样。

阿谭医生

菲菲

不管怎样，有了这道防线，我们就再也不用害怕宫颈癌了！

其实路还很长。目前无论2价、4价还是9价疫苗，还都是"舶来品"，供应有限，还只能供一部分先富起来的女性使用。等国产HPV疫苗生产出来后，普遍接种才有可能。

阿谭医生

大勇

革命尚未成功，同志仍需努力！

这句话非常不错。幸运的是，国产疫苗指日可

阿谭医生

待了。

好的，整整10天，我们都在谈论宫颈癌。回头我把聊天记录整理出来，命名为《宫颈癌防治十日谈》，如何？

小艾

不如改为《十天，战胜宫颈癌》，让更多的人愿意看！

文静

或者《10天，让宫颈癌成为历史》。

菲菲

那还不如叫《10天，让宫颈癌成为传说》。

大勇

不如叫《10天，让你避开宫颈癌》，就像避开对手的组合拳一样。

好，我会考虑大家的建议。无论如何，希望……希望宫颈癌永远不再与女生们"约会"。

我们一起，向拉萨前进！有机会再聊《子宫情事》。

阿谭医生

后记

这本《10天，让你避开宫颈癌》是此前出版的医学科普《子宫情事》的后续。

在北京市科学技术委员会优秀科普专项资金的资助和督促下，2016年我完成了章回体女性健康科普《子宫情事》（上/下）的撰写和出版，出版后入选了科技部全国优秀科普作品和健康中国十大科普图书。

遵照项目任务书的承诺，我围绕《子宫情事》在全国各地开展女性健康科普讲座。后来，我得到中华预防医学会、全国妇联心系办公室和中国癌症基金会"中国宫颈癌防治项目"的支持，赴各地开展子宫颈癌的科普讲座，题目均是《子宫情事》之"三道防线，阻击子宫颈癌"。

2018年，我作为主讲嘉宾在中央电视台科教频道《健康之路》做了三期科普节目《子宫故事》，以故事的形式串讲常见的女性健康问题。这三期节目作为当年中央电视台的妇女节特别节目进行了播出，播出后反响很好，在当年的国庆节进行了重播。最后一期节目讲的是子宫颈癌，结尾是一个康复后的宫颈癌患者的嘹亮歌声。

粗算起来，关于"三道防线，阻击子宫颈癌"这一题目，我在不同场合讲了不下百场。甚至我的夫人都问，你到处去讲同样一个题目，厌烦不厌烦？我回答说一点都不厌烦。因为，讲者虽然是同一个人，题目虽然是同一个题目，但听众却是不同的。同样的知识点，多一个人了解，就可能多一群人受益。有些健康知识，有些疾病征兆，只有你见过或听过，才会有这根弦，才会主动关注，也才有可能防患于未然。

不谦虚地说，无论是《健康之路》里的《子宫故事》，还是科普讲座"三道防线，阻击子宫颈癌"，传播效果和现场效果都非常好。尤其是现场讲座，基于内容的实用性和讲演的巧妙性，每次都能达到手机和微信时代罕见的效果——除了拍摄幻灯片外，全场听众没有机会也舍不得去翻看手机。该静的时候鸦雀无声，该笑的时候笑声如雷。一个朋友如此评价：讲演全程无"尿点"！我不太懂这个梗，她解释说，就是讲演很精彩，不会有人以上厕所为由离开。

受此鼓舞，我决定把关于子宫颈癌防治的讲演内容整理出版。在狗年年末一次谈话中，我向中国妇女出版社的领导保证，我会在两周之内把讲演整理成文字，希望在来年妇女节出版。这是我惯用的伎俩——给自己挖个坑儿，给别人设个限。而且我想，讲了这么多遍，写起来不会有困难。

然而真正坐下来写的时候，我却发现并不容易。是的，现场讲演由于是面对面的，有抑扬顿挫的声调，有手舞足蹈的肢体，有引人入胜的段子，的确可以把听众的注意力牢牢吸引住，但是变成文字时，似乎未必有这样的效果了。

还有，鉴于医学知识的特殊性，无论使用怎样浅显的语言，也还是比明星的绯闻八卦无趣得多，对目前身体健康的女性，尤其是年轻女孩子，吸引力很成问题。我曾经讲过，有一次我忍着刚下手术的疲惫到某个单位去讲女性健康科普，听了的人都说效果特别好。但是讲完课路过一个办公室，该单位领导随口问一个年轻女孩子为什么不去听课的时候，女孩子傲气地回答：我身体健康得很，没有病，才不用听呢。

我哑然失笑，想说等你得了病之后，就会后悔没有早些习得这些健康知识了——这句话，不止一个患者对我说过。当然，我不可能这样直截了当去批评她，那是诅咒。但是，怎样才能让我苦口婆心想要讲述的知识传达给更多的人呢？

有人说，用漫画的形式很好。是的，是很好，内容会活泼很多，但我自己不会画画，而且我发现，讲到比较深的问题的时候，漫画同样困难。

有人说，现代人喜欢看古装剧，穿越是一种很好的形式。但是，关于宫颈癌的科普，穿越回古代，从古人口中说出现代的词——有点搞笑。

直到有一天，我从微信群的聊天中得到了启发。在全世界人都低头看手机，在全国人民刷微博、微信的时代，微信群聊天的方式，可能更为活泼。是的，都知道单口相声最难，对演员要求最高，一不小心观众就都去上厕所了。而对口相声和群口相声的难度就要小很多，也要活泼很多。

我用了十天的晚间时间，一口气把初稿写完了，一共20篇。然后我把引子——也就是为什么有几个人会乖乖听我聊子宫颈癌防治知识的原因交代清楚了，是不是既合情，也合理？

参与聊天的几个人或者群口相声中的各个角色，需要很好的设定。于是我振臂一呼，招募了北京协和医学院的四个学生，他们是钞晓培、高粹、钱龙、林敏。作为志愿者，他们对文稿进行了初审，并且把自己的角色和现代语言融入书中。坦白地说，对这些比我小二十岁的年轻女孩的阅读心理和说话习惯，我的确是没有机会去探究。

书中有很多插图，还有很多段子，未必都是水分。在讲课的时候，图片和段子会抓住听众的注意力；在书中，它们也会吸引人继续读下去。

我姓谭，本来准备投机取巧，将本书取名为《子宫颈癌十日谭》，但觉得太学究，未必有多少人读过《十日谈》，于是听了几个志愿者学生的建议，取了这个正能量满满的名字——《10天，让你避开宫颈癌》。

随后，我将书稿呈给我的导师——中国工程院院士郎景和教授审阅，得到了很多宝贵建议，还获赠一幅墨宝。好东西不敢独享，收录书中，与你分享。

有专家说2030年全球范围内要消灭子宫颈癌，我们就拭目以待吧！我也希望在未来十几年中，每个女性都能避开宫颈癌。从个人而言，我希望这段专讲宫颈健康的"子宫情事"能流传得更广。显然，短短十天，不可能让宫颈癌成为传说。但是，希望十几年之后，2030年之后，宫颈癌真的成为传说。

再次感谢在《子宫情事》科普巡讲活动及本书成书过程中给予过支持的家人和给予过帮助的朋友。

谭先杰

2019年1月

附录一：一台手术背后的故事

一

小昭很年轻，娃娃脸，笑眯眯地和妈妈一起进入诊室。

刚进诊室，我的助手就说："这儿不是产科，您是不是走错啦？"

"没错！"小昭妈妈很干脆地说。

等小昭把衣服撩起来，连我都惊呆了——腹部膨隆，整个就像一个即将分娩的孕妇，而且是双胎孕妇！

更让人崩溃的是，检查起来肿物周围一点儿缝隙都没有，丝毫推不动！

小昭说她29岁，两年来一直在减肥，但效果不好，最近一个月，走路越来越沉重，晚上不能平躺，连呼吸都困难。

小昭先看的外科，但CT报告说这个肿瘤直径有30厘米，可能来源于妇科，于是她从网上抢到我的号。

凭直觉，我认为应该是良性的。但无论什么性质，手术风险都不会小——突然从腹腔中搬出这么大个东西，血压会维持不住，搞不好就会呼吸、心跳停止！

果然，小昭说她去过好几家医院，都建议她到协和看看。

我告诉小昭，我最近要出国开会，近期不能安排手术。我建议她去找其他医生看看，如果需要，我可以帮她推荐医生。

这个时候，小昭妈妈才说她和我中学同学的妈妈是亲戚，在网上查了我很多资料，就信任我，还说同学曾经给我发过微信。

我翻看微信，发现旅居美国的同学前段时间的确给我发过微信，只是我默认已经阅读回复了。

我有些内疚，但隐隐有些犹豫。行医这行当，似乎有一个攻不破的魔咒：越是熟人，越容易出问题，而且都是大问题！

虽然如此，我很难让她去看其他大夫了，我无法拒绝小昭妈妈那信任的眼神。

二

我让小昭去查大便常规和潜血。如果大便潜血阳性，就有可能是胃肠道的肿瘤。我还让小昭到麻醉科会诊，做术前评估——后来证明，这一步是最明智的一步。

大便潜血回报阴性，很大程度上排除了胃肠道肿瘤的可能。按惯例和规则，我将小昭的病情提交妇科肿瘤专业组讨论，请老教授和同事们共同拿主意。

我特意让小昭来到讨论现场，因为我有一个小小的心思。

近年，人们对医学的期望值越来越高，一旦出现问题，有时难以接受。大大小小的医患纠纷越来越多，医生们的胆子越来越小。在某些医院，高风险的手术能不做就不做，这大概是那几家医院不接收小昭的部分原因吧。

所幸协和仍然坚守"有一线希望，就付出百分百努力"的信念！但我感觉，大家的勇气似乎也有些打折扣。

因此我担心，如果不让小昭到现场，只根据影像学片子判断，讨论结果有可能是不做手术。但是如果大家看到一个活生生的年轻人，就可能改变主意。

事实证明我完全多虑了！

小昭进来之前，讨论就达成了共识：手术一定要做，否则病人没有活路！

三

我告诉小昭，床位紧张，需要等一段时间，如果情况加重，只能去急诊。小昭说，她家经济条件还可以，希望住国际医疗部。

这倒是解了我的围，但我并不希望她住国际医疗部。一是肿物的良恶性都不清，如果是恶性，在国际医疗部花费很大；二是手术难度可能很大，一旦发生意外，花费更是难以估算。另外，一旦结果不好，或者医疗过程有瑕疵，追究起来，后果更严重——诉求通常是和付出成正比的。

然而，小昭丈夫执意要住国际医疗部。

两天后，麻醉科主任黄宇光教授在走廊遇到我，说："小昭的麻醉风险非常高，但不做手术太可惜，到时候麻醉科会全力配合！"

这让我吃了一颗定心丸。

Ⅲ

3月29日，清明小长假前的周三，小昭住进了医院。

由于CT报告肿瘤压迫输尿管，所以计划30号上午放置输尿管支架管，防止术中损伤；然后再进行血管造影，阻断肿瘤的供血动脉，减少术中大出血的危险。3月31日，也就是周五，进行手术。

然而周五的手术已经排了不少，小昭的手术可能要在下午晚些时候才能开台。一旦前面的手术不顺，小昭的手术就有被取消的危险。

正在四处协调时，我接到了黄宇光教授打来的电话。他说小长假前做这样大的手术很危险，如果出现意外，搬救兵都困难，建议假期后再做。他说，如果需要，他亲自保障。

我感动得差点落泪，为我自己，也为病人。

于是，小昭暂时先出院了。

五

4月4日，周二，清明小长假的最后一天，小昭再次住进了医院。

4月5日，周三，上午如期放置了输尿管支架管。

按理说我的心可以放下了，但事情出现了一些变化。

前来会诊的外科医生警告我，肿瘤已经把下腔静脉完全压瘪，这种对静脉的长期压迫和对肠管的长期压迫，可能导致粘连和异生血管，搬动肿瘤过程中可能撕破大静脉，导致难以控制的致命性出血！

我当然害怕这种情况，病人死于台上，无论如何是难以交代的。

我的压力陡然增加。

不仅如此，由于小昭在国际医疗部手术，医务处接到病情汇报后，要求我们进行术前谈话公证，目的是让家属知道病情的严重性和我们的严肃性。

程序是必需的，但时间来不及了。律师说要第二天11点半才能来医院，而小昭的手术10点左右就要开始。前一天输尿管支架管放置之后，小昭出现了血尿，而且很痛。下午小昭还要去做创伤更大的血管造影和栓塞，之后可能会发烧，所以手术不能后延！

于是我在出门诊的过程中，自己和律师沟通，公事私办，恳求他们第二天8点半做术前谈话公证。

六

4月5日，周三下午，血管造影如期进行，我同时得到了一个好消息和一个坏消息。好消息是肿瘤血供来源于髂内动脉，这基本肯定了老教授和我的判断——巨大子宫肌瘤；坏消息是从造影中无法判断肿瘤与下腔静脉和肠系膜血管有无交通，而且肿瘤和周围器官似乎有粘连。

我再次和小昭的丈夫和妈妈谈话。小昭妈妈对病情的严重性似乎很理解，只是显得非常焦急。小昭丈夫却似乎很淡定，不停安慰岳母，说医生总会有办法的。

这让我有些不安。我给美国同学发微信询问这家人对手术的期望，更直接地说，一旦手术失败甚至病人死于台上，他们能否真的接受。

同学回复说小昭丈夫人很好，之所以"淡定"，是不想让一家人都陷入混乱状态。

七

忙完后回到家，已经晚上7点多，敲门无人应答。开门后我看见闹钟上别了一张小纸条，上面写着："饭在锅里，菜在微波炉里，自己热一下吃。烤箱里有一只虾，别忘吃！我俩出去遛弯儿了，一会儿回。"

我突然心一酸！是啊，我不是扁鹊华佗，只是一个普通医生而已。病人需要活下去，我也需要工作，需要养活家人。

但是现在，医生几乎已经是一个完全不允许失手的行业，我如此冒险，值得吗?

四年前，同样是同学介绍，同样是浴血奋战，同样是出于好心，同样是在国际医疗部，因为规则问题，我得到了一次大大的教训。

病人输不起，我同样输不起!

于是，我在朋友圈发了这样一段话：1.家人：这也是家常便饭! 2.病人：开弓没有回头箭! 您信任我，我便全力以赴。天佑病人，天佑我! 共同搏一把!

理解的朋友很多，有安慰、有理解、有鼓励……

一个知名电视栏目的编导再三希望实时报道，被我婉言谢绝。

我需要心无旁骛!

八

其实，我更需要的是有人帮我分担压力，或者更确切地说，是分担责任! 太太不是医生，对我们这行的难言之隐完全不懂! 这个时候，我想起了老师——郎景和院士。

我给郎大夫打电话，不通。前几天他去了英国，也许没回来。我只好试着给他发短信，问周四上午他是否在医院，有事求助。他回复："好的，上午在呀。"

随后我给他发了一条比较长的信息，简单叙述了病情和我的担心。郎大夫很快回复："到时候叫我。"

九

忙完这些后，我对正在收拾书包的小同学说："爸爸明天有一台很困难的手术，咱们早上可不可以麻利些，这样爸爸送你到学校后，就能到医院好好吃顿早餐！"

小同学爽快地答应了。

我一直认为自己心理素质不错，尽管考试前会紧张，但一上考场就没有问题。我很长一段时间都是一上床就能睡着，但那个晚上我脑海中却一遍遍预手术，想象可能发生的危险和对策，前半夜居然睡不着了。

我起来从冰箱里拿了一听啤酒，喝完后很快睡着了。睡眠时间不算长，但质量颇高，第二天起来神清气爽。

小同学没有忘记前一天晚上的承诺，穿衣、刷牙、洗脸一气呵成，我们提前到了学校。在校门口，小同学歪着头对我说："爸爸，你好好手术吧！今天我很乖，是吧？！"

我摸了摸他的头，骑着前一天刚买的电动自行车，前往医院。

不到两年，我丢了两辆电动自行车。心疼之余，我安慰自己：破财免灾！是啊，对于外科医生，手术意外就是灾难。果真如此，自行车丢得也值啊！

十

4月6日，听起来很吉利的日子，至少比清明让人感觉舒服。

连续几天有霾的北京，居然清朗了不少。

7点半，我到郎大夫办公室，向他详细汇报了病情。郎大夫让我手术开始后通知他。他说上午有讲演，但可以随时接电话，手术优先！

临走，郎大夫告诫："第一，切口不要贪小，否则一旦出血，止血很困难；第二，如果能把瘤子完整分离出来，就基本成功了；第三，任何情况下，都不要慌乱，有我在呢！"

从郎大夫办公室出来之后，我走路都轻快了很多。

8点整，查房。我问病人睡得如何，她说后半夜睡不着，还问我是不是也没有睡好。

我肯定地回答说我睡得很好！因为我要让她相信，我是精神百倍地给她手术。

精神百倍一点儿不假，因为一种称为儿茶酚胺的物质已经在起作用，它让人更坚定地投入战斗！

十一

8点半，律师到达病房。小昭妈妈对公证的烦琐程序有些不高兴，认为这些程序"污辱"了她对我们的绝对信任。

万事俱备，只等开台！

十二

9点半，第一台手术结束。患者是一名4个月大的女婴，生殖道恶性肿瘤。这就是医生眼中的"人生"：有不幸的，还有更不幸的！

10点整，小昭被接进手术室，黄宇光主任和病人打了招呼后，回头重重地拍了拍我的肩。

他亲自给小昭输液，开局很顺利。

然而小昭很快说头晕，她问是不是低血糖。其实，应该是仰卧位低血压综合征。病人的腹部像小山一样隆起，比足月妊娠更壮观。这样大的包块压迫到下腔静脉，血液不能回流，血压自然就低了。

所幸小昭很快被麻倒。

由于担心手术中大出血危及生命，麻醉后需要进行深静脉穿刺，以便于快速补液，还要进行动脉穿刺监测动脉压力。

静脉穿刺比较顺利，但动脉穿刺遇到了困难。小昭的血管都瘪了，黄主任亲自上手，也遭遇了麻烦。

"不要再等，消毒开台！"黄主任手一挥。

十三

10点35分，再次核对病人和病情之后，宣布手术开始，巡回护士通知了郎大夫。

一刀下去之后，我此前所有的紧张和不安都消失了！关于可能出现的医疗纠纷的担心，也不知道去了哪儿。我的全部精神，刹那间集中了！

这个情景我并不陌生，作为曾经的学霸，每次考试一打开试卷，我就不会再紧张了。

瘤子的确太大了，血管非常丰富，和周围真有粘连！我们细心地一处处将粘连分解后，瘤子被完整地从腹腔中搬了出来！

我们将手术进行的情况简要汇报给郎大夫，告诉他可以继续讲演。

我和助手一层层剥离瘤子表面的包膜，一根根结扎血管，居然一滴血都没有出。瘤子被完整剥了下来，子宫留下了！

黄主任和我一起端着那个比两个足球还大的瘤子到家属等候区，小昭妈妈双手合十，当场就哭了……

十四

病人离开手术室后，我和主管大夫抱着瘤子拍了一张"庆功照"，笑容灿烂，皱纹都出来了。

然而，进入医生休息室，我一下瘫坐在沙发上。

是啊，我并不是一个优秀的医生。因为，我不够单纯，想得太多！

但我似乎又是一名合格的医生，因为，我敬畏生命，尽心尽力！

　　既然答应给小昭手术，只能想办法，创条件，精心准备，寻求帮助……

　　就像一支已经满弓的箭！

　　我拿起一张废弃的麻醉记录单，写下了这样几句话，作为对这段协和医事的记忆：开弓没有回头箭，千方百计总向前；幸有良师左右扶，一箭中的终延年！

附录二：一个医生吞下尖硬枣核之后……

一

上周六下午，在郑州参加中原妇科肿瘤国际论坛后，我准备坐6点多的高铁到南京，参加次日举行的妇科常见病基层巡讲，晚饭只能在高铁上解决了。

临别的时候，主办方备了一份礼品，是当地特产——干枣。我拎着礼物一路小跑，登上了18点08分的高铁。

落座后忽然感觉有点儿饿，但乘务员说晚餐要8点钟左右才能送来。于是我打开礼品包装，取出两枚大枣，塞进嘴里。

我一直都是"嘴大吃四方"的主儿，吃东西特别狼乎，不想浪费空间和时间。"出嫁"以后，该行为多次受到"乙方"严厉批评，最初甲方还虚心接受，但屡教不改，后来连虚心都免了，常常振振有词拉出"战争引线"：我都活了四十多年了，还用你来教我吃饭？！

二

不巧的是，没嚼上几口，就来了一个不能不接的电话。

嘴里含着东西和人说话总是不好。于是我加快速度，三下五除二把枣给咽了下去，真正是"囫囵吞枣"！

我觉得嗓子眼儿被硌了一下，那种感觉虽然很快就过去了，但我担心是不是把枣核吞下去了！

我吐出枣核，发现只剩下一枚枣核，另一枚不翼而飞，我当然知道它的去处。

三

我对枣核进行了一番检查，愕然发现：与新鲜枣不一样，干枣枣核很硬，非常尖锐，像刀尖一样，扎穿纸张毫不费力，扎到皮肤很疼，如果稍微用力，将皮肤戳个洞没有问题。

我突然有些担心，如此尖锐的长条形枣核，从胃里进入肠道后，一不小心，或者遇到寸劲儿，肠子有可能被扎穿孔！这岂不与含金自尽、吞钉自绝异曲同工？！

我心如闪电，犹豫是不是该立即下车，返回会议主办方的医院去做个胃镜，把枣核取出来；否则再过一段时间，进入肠道后就取不出来了。

然而列车已经开动，我无法下车了。

四

我开始百度——"吃了个枣核怎么办？"

看到搜索结果，我稍感安慰。网上说误吞了枣核之后多半没有问题，会很快排出来。

但我还是不太放心。因为，只是说多数情况下没事，并建议注意4小时内的腹部症状和体征，一旦出现腹痛，就要去医院。

从郑州到南京的高铁，差不多要4个小时。看来，如果真有问题，也要坚持到南京，因为路上的任何一个城市，医疗条件都不会有南京好。

五

再次复习检索到的文章。

其中一篇文章说，枣核进入胃里后，在强大的胃酸和消化酶的作用下，瞬间就会化成水。我觉得这不太靠谱，我不相信这么玄乎——果真如此，胃酸岂不是比浓硫酸还厉害。

另一篇文章说，尽管枣核两头很硬很尖，但成分毕竟是植物纤维素，在胃酸作用下会很快变软，不太可能扎穿肠子。这我倒比较相信，也愿意相信。而且多年的临床经验告诉我，肠子不是傻子，里面有黏液，除非枣核通过时受到阻碍，一般都没有问题。

还有一篇文章说应该吃些含纤维素高的食物或水果，比如芹菜、香蕉等，一是促进肠道蠕动；二是包裹枣核，让它不至于损伤肠道。还有文章建议喝蜂蜜、甘油或者石蜡油，以利于枣核排出。蜂蜜水高铁上没有，甘油、石蜡油我们病房倒是都有，但远在千里之外。

听天由命吧，哪里会这么巧！

六

乘务员发了零食和瓶装水。零食是面包、饼干和干果之类，以前我通常都不吃，而是把零食拿下火车，作为"出差礼物"骗骗家里的小同学。

这次情况特殊，我将面包和饼干一口气吃完，留下干果没吃，因为"歪果仁"枣核已经让我不安，我不能火上浇油。我把瓶装水一口气喝完，又用一次性纸杯去接了一杯水。

7点30分，乘务员送来了晚餐。我一反常态，尽挑素菜吃，把肉食留下。因为，彼时彼刻，我需要粗糙食物，特别是纤维素来包裹那尖锐的枣核。

七

晚餐后，我再次评估了一下令我胆寒的干枣核，实在是太硬了。我当然希望胃液和消化液会软化它，使其硬度和尖锐度迅速下降，但对这种说法还是有些不信。于是，我进行了两项平行实验。

实验之一是将一枚枣核放到装了温水的一次性纸杯中，试图用普通的水来软化它。

实验之二是将一枚枣核含着嘴里，用我温暖的唾液来软化它、驯服它。尽管唾液和胃液的成分不一样，但终归是体液嘛。

八

实验开始后，我打开电脑，预习明天要讲课的幻灯，但有些心神不宁，于是拿出了这几天正在复习的小说《笑傲江湖》。我曾经笑话令狐冲，天天除了受伤，还是受伤，整天被一帮人治来治去，哪有大侠的样子。结果，没想到我会被一枚小小的枣核所伤，而且，伤势并不清楚，可能完全没事儿，也可能伤得很重！

坦白地说，吞了枣核之后，我已经不是一个资深医生，而是一个普通病人了。更糟糕的是，这个病人还具有较多医学知识，比一般病人考虑得要细、要多。

我甚至开始体会，胃是不是在蠕动以将枣核搅拌成食糜？又或者那个尖锐的东西是不是已经一次次地在扎胃壁，甚至都扎出血了？

胃所在的位置在剑突下的左上腹部，这里不痛，倒是心前区有点儿痛，难道是枣核刺伤了胃后壁，或者贲门部，反射性引起心前区疼痛？好在没有加重，也没有撕裂样的疼痛。

九

20点07分，高铁到达徐州东站。我推测，枣核应该已经进入肠道，最危险的时刻，差不多到了！

食物通过幽门离开胃后进入的第一站是管腔比较细的十二指肠，周围有一堆重要的解剖结构——胰腺、胆管、下腔静脉——如果这个地方被扎破了，即使开了刀，估计也是九死一生。而且，人在旅途，找谁开刀去？

十二指肠离后背很近，要是被扎破了，胆汁或胰液流出后，后背和后腰会剧烈疼痛。所幸没有！

"知识越多越反动"，一点儿不假！

✝

九点多，我给小同学的妈妈打电话，汇报了我的即时去向后，故作轻松地告诉她，我误吞了一枚枣核，网上说问题不大，过两天会自己拉出来。

我之所以故作轻松，是怕她担心。我有些内疚，家里留守的是一个接近更年期的妇女和一个接近叛逆期的少年，为作业的事经常战火连连。从电话中我能听出来，似乎战火刚过，余温未消。

我之所以要告诉她，是担心如果今天晚上或者明天，我真的在外地某家医院做了手术，医生给她打电话的时候，她不要认为是骗子而不予理睬！

给亲人打完电话，我在犹豫是不是该给情人、情敌、仇人也打个电话，请求他们，所有江湖恩怨，何不一笑泯之？在脑海中搜寻了一圈，找不到合适人选，还是作罢。

放下《笑傲江湖》，继续看幻灯。如果真的出现肠道破裂，即使开腹探查，一时半会儿也找不到伤在哪里。枣核不是金属，连X光都照不出来。可能还要切除一段肠子，然后是各种粘连，各种不舒服……而且，说好的八块腹肌，注定毁了。

十一

尽管有诸多想法，但我总体还是乐观的。我相信幸运之神会降临到我头上，我颜值虽不高，但人品还不错。

列车过了定远后，我前面做的两项实验也出结果了：含了两个小时的枣核一点都没有软化，放在杯子中的枣核同样没有软化！

心中有不祥的预感！

十二

21点52分，火车到达南京南站。接站的是南京妇幼保健院的一位美女大夫。我以玩笑的口气告诉她，我不小心吞下了枣核，要是晚上有事儿，请她帮忙到鼓楼医院找个靠谱的外科大夫，千万别关机啊。

她开玩笑地回答说没有问题。其实我玩笑中是有认真成分的。妇幼保健院毕竟以妇产科为主，外科还是应该找综合医院。我是男的，妇幼保健院的大夫对男人内部结构不太熟悉，"装修整改"比较费劲。

十三

22点30分，到达酒店，拿到房卡后我直奔房间。电梯里遇到一对男女，男的比我成熟，领导模样；女的身材不错，颜值也高，年龄应该比我小一半。

美女的房间居然在我隔壁。我进入房间关门之际，听到领导说想进入美女房间，大概是说要谈谈公事、看看文件之类。

我暗笑一声：老兄，你这也太老套了吧。我想提醒老兄，待会儿看文件一定记得开灯，而且，"朗读声"不能太大……

美女婉言谢绝，说明天再说。由于吞了枣核，我将八卦的心也收了起来。

十四

进入房间一看，天助我也，主办方准备了水果，其中有香蕉和梨，我分分钟吃完。因为我需要纤维素，纤维素，纤维素！重要的事情说三遍。

扫荡完毕，洗漱妥当，已经是晚上11点半。此时此刻，枣核应该已经进入大肠结肠，结肠"皮糙肉厚"，多半安全了。

但我还是决定赶紧睡觉，否则一旦腹痛，就要起来去医院，这觉就睡不成了。日有所思，夜有所梦，一点儿不假。因为，我梦见枣核已经排出来了。醒来一看，6点半，该起床了。

十五

欣慰的是，可爱的便意，一如既往地仿佛掐着点来了。

我哼着小曲迈进洗手间。然而，我犯了一个"极大的"错误。

十六

马桶里是一泓清水。垫好纸后，我开始了"日常体内固体垃圾清除工作"。我没有往坑里面垫纸，因为我想马上就要洗澡了，即使关键部位被污染，问题也不大。

在身体各部门的配合下，工作一如既往地顺畅。然而，要在一堆"色香味俱美的固体物质"中，寻找出那枚枣核，谈何容易？

首先，枣核的颜色与周围环境对比不明显；其次，它不会自动露头，极有可能藏在中间，我又没有透视眼；再次，大部分物质已经进入马桶底部那一泓清水中，如果寻找，需要捞出来；最后，尽管是自家"亲生孩子"，味道也忒重了。

十七

我瞬间犹豫了，不想再寻找了，爱咋地咋地。但是，那个尖锐的枣核图像，一次次映入我的脑海，让我实在有些担心。

思想斗争后，我觉得与其继续猜测，不如豁出去把枣核找出来。可是，工具呢？

我拿起昨晚用过的一次性牙刷，把固体垃圾一点点压碎，甚至从水中捞出来，试图从中找出质地坚硬的物质。

遗憾的是，没有任何异常发现！

是不是已经散开在那一泓清水之中了？既然已经决定并开始找了，却找不到，心里更不踏实。开弓没有回头箭。

作为医生，曾经在手术台上找过针，找过小螺丝，甚至找过2毫米长的针尖，都必须找到了才算数，才能下手术台！这总比找针尖容易吧？！

十八

这个时候，一种精神让我充满了力量。我来自农村，小时候搓肥球、栽玉米、放农家肥（牛粪）不都是徒手上吗？

于是我豁出去了！徒手操作……掰开、揉碎。我想再小的硬物，也逃不出我的手心！

悲催的是，仍然一无所获！

也许是真的化成了水，彻底被消化，尸骨无存？！

或者，不是找不到，而是时辰未到？枣核还在路上？因为我连个枣皮都没有见着。

十九

我只好暂时放弃，反复洗手，猛烈洗手，强烈洗手……然后，开始淋浴。

这次洗手和淋浴，比我以往任何一次洗手和淋浴都来得猛烈，来得认真，来得仔细。洗了整整半个小时，至少是平时洗澡时间的5倍以上，真是对不起沙漠里的骆驼！

二十

洗浴完毕之后，我忽然感到一阵高兴。因为，那可爱的便意，再次若隐若现，然后逐渐清晰。

它来得如此及时，让我有时间再次寻找枣核！否则，一个小时以后，我就要开始上课，一直要上到12点半，然后匆匆去坐高铁返京，我就没有时间，也没有机会从容找寻枣核了。

二十一

这次，我改变了策略。我不再光顾抽水马桶，而是在洗手间的地上铺好了纸，保护好周围环境后，采用最原始的、最自然的姿势开展"工作"。

事实证明，我的决策是英明的。因为，在这种状态下，寻找硬物要容易得多。

我发现了一些枣皮，我想，是时候了！果然，我感触到了小小的、硬硬的东西！

二十二

我找到了！找到了！找到了……

我几乎欢呼起来，一看没人共鸣，就算了。

这枚"枣核"太美了，光彩夺目，冲掉了我所有的晦气和担心。

我反复冲洗枣核，再用香波轮番清洗，然后再次反复猛烈、猛烈地洗手……

我检视战利品，结果发现，枣核依然非常坚硬！更恐怖的是，枣核的尖端依然非常尖锐！

于是，我开展了第三项实验。

二十三

面临如此大的压力，我又吃了一颗枣，目的是得到一颗新的枣核，并将它与已经在我消化道旅行了一圈的枣核进行客观科学对比。

结果发现，两个枣核在硬度和两端的尖锐度方面几乎一样，多少有点儿差别，但估计没有统计学差异。

我将枣核放入装房卡的袋子，作为永久纪念，然后迈开大步上课去了，连免费早餐，都不放在眼里！

基于亲身经历和3项实验，以下进行简要讨论和提醒。

网上关于吞枣核的文章总体是对的。绝大部分情况下，吞下枣核后没有问题。人体有强大的自我保护能力，除非是肠管本身有粘连或狭窄，多半都能自行通过并排出。但是任何事情，都会有例外，总有倒霉的主儿。我很幸运，感谢枣核不扎之恩，感谢我健康的胃肠道。

网上那篇说胃酸和消化酶会让枣核瞬间化为水的说法，完全错误，尽管它让我们很自信，很放心！

网上那篇说胃酸和消化酶会让枣核软化和变得不太尖锐的说法，有待证实。可能我的胃酸不够强烈，属于个案，需要"开展大规模随机对照临床研究来证实"。

网上说事发之后多吃含纤维素的食品和水果，以期望对尖锐的枣核进行包裹，我认为是有道理的，至少它能促使异物尽快排出。

提醒有小孩的父母，或者您本人，当您需要在排泄物当中寻找硬物的时候，不要使用抽水马桶。在地上垫纸或塑料袋，用原始体位"工作"，然后找寻，是最妥当、最有成果的。

您可以说我修行不够，没有看透生死。是的，我很俗，每天要送小孩上学，每月还要还房贷，命还是个好东西啊。您可能会骂我傻或者矫情。如果有一天，您碰到同样的情况，您也许会有同样的感受。只是，我把它写了出来而已，尽管部分内容让人感觉不适。世界很大，事情很多！

作为医生，还有特别的感受。当我们和病人谈话的时候，我们说的是最常见的情况，而病人担心的是最坏的情况。医生是医生角色的时候，开肠破肚都不会眨一下眼睛。但是，作为病人的时候，医生也一样担心或者有更多担心。所以，我会尽量理解病人的痛，神圣使用手中的刀！

我告诫自己，以后要慢慢吃东西。

我为自己的认真精神点个赞。如果把这种精神用于科学研究，不出成果，想不发表SCI文章，估计都难。

最后，这段时间我们还能愉快地握手吗？

附录三：飞机上，有人捂住了女子的嘴

一

周六早上5点起床，到辽宁的一个小城市讲课。考虑到机场小、航线短，航班通常不会被优先保障，我本来很想临时推掉，又怕伤了老朋友的心——毕竟她十年前来进修时，我们曾在同一个战壕里战斗过。讲完课，我赶上了当天飞回北京的CA1286航班。

由于值机晚，我又照例想靠前点坐，就选了第三排座的中间位置。我的身材特点对于乘坐飞机颇有优势，什么座位对于我都能够"量化宽松"。

前一排左手边靠过道是一个抱孩子的年轻妈妈，孩子大概半岁多，直冲人咯咯笑，很是招人喜欢。

小家伙一路都没有哭。尽管我有轻微的飞行恐惧症，居然也眯瞪了一小觉，醒来就听广播说飞机即将着陆，请乘务员回到座位坐好。

二

就在这时，我前排的年轻妈妈大声呼叫乘务员。我当时想，

212

在即将着陆的关键时刻，乘务员不能离开座位来提供帮助的。

但是还是有一个可能是安全保卫的小伙子站起来问了情况，年轻妈妈说她很难受，头晕，想吐。她右手边中间座位的红衣服中年妇女给她准备了清洁袋，并帮她护着怀里的孩子。

我探头看了一下，孩子睡得很香。窗口边的中年男人安慰年轻妈妈，说已经看到候机楼了，再忍一小会儿。

三

我最初也以为是普通晕机，就没太在意。晕车、晕船、晕机这种事儿，忍得住就忍，忍不住就吐，只要不吐到别人身上就行。

然而，我很快发现情况并不简单。因为中年妇女一直在轻拍、安慰年轻妈妈，但年轻妈妈的喘息却越来越重，我从侧面能看到她因难受而苍白的脸，鬓角淌着汗珠！

果然，年轻妈妈求救说她感到憋气，手也要抽筋了，快抱不住孩子了。旁边的中年妇女赶紧把小孩从她怀里抱了过去！

听到说手要抽筋了，我的脑袋嗡的一声：几个月前在我们病房发生的那个惊险场面，一下浮现在我眼前。

四

那是一个子宫肌瘤剔除术后的病人，很年轻，手术也顺利，但病人比较紧张。第二天早上我查房的时候，她说有点胸闷，手脚发紧，好像要抽筋了。我们安慰她不要紧，让她吸上了氧。没想到她症状越来越重，手都抽成爪子一样，一点都伸不开。她说她全身发紧，感觉快死了！

从手抽搐的情况，我判断是缺钙，于是让护士给她静脉推注了两支葡萄糖酸钙。患者的症状稍微缓解，我正自鸣得意，然而好景不长，患者症状很快反复，而且越来越重！

我们给患者抽了血气，检查电解质水平和酸碱平衡状态，同时紧急呼叫，求助内科总值班。

内科总值班赶到床边查看病人后，让护士去找来一个稍微大点儿的食品袋，然后将袋子扣在了病人的脸上……

病人的症状很快奇迹般地缓解了！在我的要求下，内科总值班给我们分析和讲解了其中的原因。

飞机上这个年轻妈妈的情况，几乎是几个月前我那个病人的情况的翻版！因此，我有了初步诊断。我解开安全带，站了起来。

五

当时飞机已经着陆，但还在快速滑行。几个乘务人员已经围在了乘客旁边。我请乘务员找一个塑料袋，她们似乎理解了我的意图，却一时找不到。情急生智，我让乘务员撕开一个清洁纸袋，我撑开后，准备把它扣到年轻妈妈的脸上！

我有我的道理，但年轻妈妈却剧烈反抗，她痛苦地喊："你快拿开，我都憋死了！我不要！"

周围的人也用怀疑甚至是惊恐的眼神看着我。我赶紧大声说："我是医生！回头再给大家解释！"

这个时候，我喊出这一声的目的，一是希望大家信任我，也是希望飞机里能有其他医生——比我更专业的医生，尤其是内科医生——过来帮忙。

遗憾的是，当时没有！

六

我自曝了医生身份后，大家多少收回了怀疑的目光，但是年轻妈妈仍然摇头，不愿意让我用纸袋罩上她的口鼻。我只好拿着纸袋，离开她的口和鼻有一小段距离，同时轻轻拍她的肩，让她放松，叫她不要做深呼吸，如果能憋一会儿，就更好了。我用毋庸置疑的口气告诉她："放心，你憋不死的！"

然而最初的效果并不尽如人意，我心里也有些犯嘀咕。万一不是我考虑的那种情况，而是心脏病怎么办？我摸了摸她的脉搏，觉得还行，我相信我的判断没有错！

为了减少年轻妈妈的恐惧，我把纸袋离她的嘴稍微远一点，让她没有口鼻被捂住的感觉。尽管袋子是远了点，但她呼出的气体仍然会被口袋挡回来，然后被她重新吸入到肺里。这在理论上是正确的，在实际上是需要的！

七

有一个人问我是哪个医院的医生，我脱口而出我是协和医院的！我之所以没有遮遮掩掩，主要是想利用"东家"的名气来让病人更加放松，让大家放心，仅此而已。实际上我也有些后悔，要是抢救不成功，或者抢救方法不对，岂不丢了"东家"的脸？

还好，世界就是如此奇妙，没过几分钟，年轻妈妈就说感觉好些了，她抽搐成一团的手也放松了不少。我知道，最危险的时刻，已经过去！

情况稍微缓解后，周围人问我为什么要用纸袋子罩着她的口鼻，她岂不是会更加缺氧，更加难受？！

于是，我把几个月前内科总值班给我们讲的内容，大致地讲了出来，一是我好为人师，二是他们或许用得着。

八

我说，这是一种特殊的危险情况，叫作"过度换气综合征"！

带着孩子的年轻妈妈可能是太紧张了，飞机下降时自己感觉有些不舒服，又担心自己身体出状况孩子没人管，于是越发紧张，大口呼吸，呼出了大量二氧化碳，导致体内二氧化碳浓度下降，出现了一种危险的病理情况——呼吸性碱中毒。

216

人体内环境是需要维持酸碱平衡的，二氧化碳在体内与水结合形成碳酸，如果缺氧，二氧化碳过多，就会形成酸中毒，比如有呼吸道疾病或者终末期的病人。相反，如果体内的二氧化碳过少，碳酸就不足，就会形成碱中毒。

呼吸性碱中毒时，血液中钙离子与白蛋白的结合增多，使游离的钙离子浓度下降，会使病人出现神经、肌肉应激性增高，病人会感到口周、四肢发麻、肌肉痉挛、耳鸣等，可发生手足搐搦症，甚至全身惊厥发作，如果处理不及时，会很快危及生命。

年轻妈妈由于紧张而大口呼吸，把体内的二氧化碳排了出去。她现在缺的不是氧，而是缺二氧化碳！所以，我要用袋子罩住她的嘴，让她把自己呼出去的二氧化碳再吸入到肺内，提高血液中的二氧化碳浓度，纠正了碱中毒后，她的手足抽搐自然就缓解了！

这就是我想捂住这个年轻妈妈口鼻的原因！原理是不是有点儿复杂？可我当时真是一口气说出来的。因为，这都是上次来会诊的内科医生讲给我们的。我当时颇为惭愧，惭愧自己成为"专家"后，把这些基本的东西给忘掉了！

还好，这次派上了用场，正是墙内开花墙外香！

乘客走得差不多后，年轻妈妈也基本缓过劲儿来了。周围的几个人一直都陪着她，有的帮着抱小孩，有的帮着拿行李。原来，和我一样，他们与年轻妈妈也是素不相识。

但是，没有关系，同舟共渡，即是缘分，不是吗？！

九

下飞机前，乘务长送了我一个小礼物，她说感谢我在飞机上给乘客提供的帮助，还有传授的医学知识。她说虽然在客舱应急复训中也培训过关于过度通气的问题，但不知道其中的医学道理。而且，有医生在场，说话比他们乘务员的话要管用得多。

是的，我一直认为，虽然现在提倡循证医学，但医学在某种程度上还是经验科学。有些事情，有些病，只有你见过、听过，脑袋里才有这根弦，才会想到，才会处理，才敢处理！

这是我分享这个故事的主要原因。

从个人而言，分享这个故事还有两个原因。第一，从当医学生开始，说来也巧，我已经四次参与"抢救"乘客。平心而论，前三次的贡献都不大，只是有救人的心而已。而这次在飞机上，却是实实在在利用专业知识，挽救了有"濒死感"的乘客的生命。第二，我是想告诉白富美同学们，以后外出旅游，比如巴黎呀、伦敦呀、巴塞罗那呀，捎上我呗。安全保障，我有一套，哈！